VAK *vital*

Dr. Josef Pies

Vitamin K$_2$

Vielseitiger Schutz
vor chronischen Krankheiten

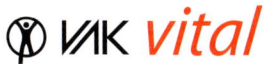

VAK Verlags GmbH
Kirchzarten bei Freiburg

Vorbemerkung des Verlags

Dieses Buch dient der Information über Möglichkeiten der Gesundheitsvorsorge und Selbsthilfe. Wer sie anwendet, tut dies in eigener Verantwortung. Autor und Verlag beabsichtigen nicht, Diagnosen zu stellen und Therapieempfehlungen zu geben. Die Informationen in diesem Buch sind nicht als Ersatz für professionelle medizinische Behandlung bei gesundheitlichen Beschwerden zu verstehen.

Bibliografische Information der Deutschen Nationalbibliothek

Die Deutsche Nationalbibliothek verzeichnet diese Publikation in der Deutschen Nationalbibliografie; detaillierte bibliografische Daten sind im Internet über http://dnb.d-nb.de abrufbar.

VAK Verlags GmbH
Eschbachstraße 5
79199 Kirchzarten
Deutschland
Das komplette Verlagsprogramm mit Leseproben finden Sie im Internet unter: www.vakverlag.de

6. Auflage: 2016
© VAK Verlags GmbH, Kirchzarten bei Freiburg 2012
Lektorat: Nadine Britsch
Abbildungen: S. 8, 29, 34, 40, 43, 51, 62, 64, 68, 86, 88, 92, 108, 112 © Microsoft ClipArt; S. 57 © Uwe Muell, S. 95 © Ogawa Kazumasa, S. 48 © verändert nach Armin Kübelbeck, S. 95 © Bakkai (oben), S. 95 © Gleam (unten), alle Wikipedia; Rest: © Josef Pies
Umschlagdesign: Hugo Waschkowski, Freiburg
Umschlagfoto: © Photocrew – fotolia.com
Reihenlayout: Karl-Heinz Mundinger, VAK
Satz: Goar Engeländer, www.dametec.de
Druck: MediaPrint GmbH, Paderborn
Printed in Germany
ISBN 978-3-86731-102-1 (Paperback)
ISBN 978-3-95484-068-7 (ePub)
ISBN 978-3-95484-069-4 (Kindle)
ISBN 978-3-95484-070-0 (PDF)

Inhalt

Vorwort

Wenn überhaupt, dann verbindet man mit Vitamin K normalerweise den Begriff Blutgerinnung. So erging es auch mir lange Zeit, bis ich mich intensiver mit dem Thema befasste. Schnell wurde mir klar, dass Vitamin K_1 und Vitamin K_2 zwar eng miteinander verwandt sind, aber völlig unterschiedliche Hauptaufgaben in unserem Körper übernehmen. Ich vertiefte mich mit gesteigertem Interesse in die aktuelle Literatur und ließ mich tragen von der Faszination neuer Erkenntnisse – insbesondere zur Bedeutung von Vitamin K_2. Dabei muss man wissen, dass bis vor Kurzem nur selten zwischen den beiden Varianten unterschieden wurde, und häufig geschieht das auch heute noch nicht. Auch Wissenschaftler beginnen gerade erst damit, in Studien genauer zwischen den ungleichen Zwillingen zu unterscheiden. Das ist ein Grund dafür, dass frühere Studienergebnisse manchmal unverständlich und schwer interpretierbar sind.

Während Vitamin K_1 in der Tat vornehmlich eine wichtige Rolle bei der Blutgerinnung spielt, liegt die Hauptaufgabe von Vitamin K_2 in der Regulierung des Kalziumhaushalts. Damit fällt ihm eine bedeutende Rolle für gesunde Knochen und gesunde Zähne zu. Andererseits verhindert es aber auch Kalziumablagerungen in Blutgefäßen und anderen Weichteilen (Weichgewebe). Ein Vitamin-K_2-Mangel trägt daher unter anderem zu Osteoporose und Arterienverkalkung (Atherosklerose / Arteriosklerose) bei. Die ausreichende Zufuhr dieses Vitamins

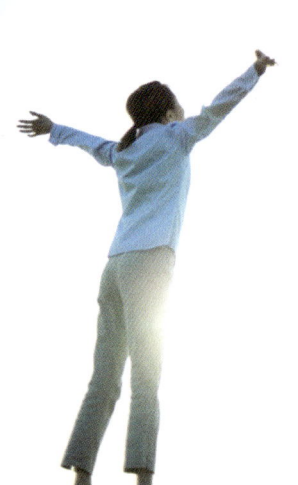

kann hingegen vor diesen Krankheiten und ihren Folgen schützen, wie Knochenbrüchen und Herzinfarkt. Es ist sogar möglich, die Kalkeinlagerungen in den Blutgefäßen in gewissem Umfang mithilfe von Vitamin K_2 wieder rückgängig zu machen und die Mineralisierung der Knochen bei Osteoporose zu verbessern.

Das sind aber nur zwei Aspekte dieses lebensnotwendigen Stoffes. Vitamin K_2 hat auch eine noch wenig erforschte Bedeutung bei vielen Alterskrankheiten und Krebs. Außerdem ist es wichtig für die Fruchtbarkeit von Mann und Frau.

Zwar überschneiden sich die Aufgaben von Vitamin K_1 und Vitamin K_2 leicht, ihre Unterschiede sind aber bedeutend. Ein Mangel an Vitamin K_1 ist eher selten, hat aber unmittelbare Folgen, nämlich eine erhöhte Blutungsneigung. Ein Vitamin-K_2-Mangel ist hingegen weitverbreitet, macht sich aber erst langfristig bemerkbar, beispielsweise durch Knochenbrüche infolge eines zunehmenden Knochenabbaus oder durch einen Herzinfarkt infolge schleichender Arterienverkalkung.

Warum das so ist und was es mit dem sogenannten „Kalzium-Paradoxon" auf sich hat, das wird in den folgenden Kapiteln erläutert. Aber auch die vielen anderen Aspekte rund um das ungleiche Vitaminpaar K_1 und K_2 werden erläutert.

Wie erwähnt, sind viele Erkenntnisse brandneu und das Wissen – insbesondere um die Bedeutung von Vitamin K_2 –, ist aktuell sehr stark im Fluss. Deshalb kann ein Buch zu diesem Thema in einigen Teilen unter Umständen schon überholt sein, wenn es erscheint. Das gilt auch für den vorliegenden Titel. Trotzdem sind Autor und Verlag sehr zuversichtlich, Ihnen ein gutes Verständnis für das altbekannte Vitamin K_1 und seinen

Zwilling, das faszinierende Vitamin K_2, vermitteln zu können. Auch sind wir sicher, dass nach Lektüre des Buches Ihr Blick für solche Lebensmittel geschärft sein wird, die den Bedarf an Vitamin K_2 decken helfen. Ganz sicher wird das Thema in den nächsten Jahren noch stärker an Bedeutung gewinnen und Gegenstand weiterer wissenschaftlicher Untersuchungen sein. Zugleich wird es immer stärker in das öffentliche Bewusstsein rücken. Wenn Sie dieses Buch gelesen haben, werden Sie hierauf vorbereitet sein und das notwendige Verständnis mitbringen, neue Erkenntnisse bewerten und einordnen zu können.

Ich habe mich bemüht, alle wichtigen Aspekte zu Vitamin K_2 abzudecken. Dabei habe ich versucht, die Interessen möglichst vieler Leser zu berücksichtigen und hoffe, niemanden zu sehr unter- oder überfordert zu haben.

Ich danke dem VAK-Verlag sehr herzlich für die Idee zu diesem Buch. Frau Nadine Britsch hat die Realisierung wieder einmal sehr professionell und engagiert als Lektorin begleitet. Ihr danke ich für die sehr konstruktive und angenehme Zusammenarbeit.

Dr. Josef Pies

Vitamin K$_2$ – früh entdeckt und über Jahrzehnte vergessen

Manchmal liegt die Wahrheit zum Greifen nah und doch dauert es Jahrzehnte, bis sie erkannt wird. So verhält es sich auch mit der Entdeckungsgeschichte von Vitamin K$_2$. Zwar wurden Vitamin K$_1$ und K$_2$ mehr oder weniger gleichzeitig in den 1930er-Jahren entdeckt. Die Wissenschaft betrachtete beide jahrzehntelang aber nur als zwei unterschiedliche Varianten desselben Vitamins mit ein und derselben Funktion, nämlich der Regulierung der Blutgerinnung. Während die Beschäftigung mit Vitamin K$_1$ eine Lawine von Forschungen nach sich zog und 1943 zur Verleihung des Nobelpreises führte (zur Entdeckung von Vitamin K$_1$ vgl. Suttie 2009 und Ferland 2012), blieb die zweite Entdeckungsgeschichte bis heute weitgehend unbeachtet (zur Entdeckung von Vitamin K$_2$ vgl. ausführlich Masterjohn 2009 und Rhéaume-Bleu 2012). Erst allmählich beginnt man zu verstehen, dass sich die Aufgaben der beiden Vitamine K$_1$ und K$_2$ ganz wesentlich unterscheiden und nur leicht überschneiden.

Da Vitamin K$_2$ von der Wissenschaft jahrzehntelang sehr stiefmütterlich behandelt wurde, wird in vielen Veröffentlichungen meistens pauschal von Vitamin K gesprochen, auch wenn sich nach heutigem Wissensstand manche Aussagen eher auf Vitamin K$_2$ beziehen. Das erschwert die Interpretation früherer Studienergebnisse oft sehr, was sich auch in diesem Buch widerspiegelt. In solchen unklaren Fällen wird in den folgenden Kapiteln dann ganz bewusst nur von Vitamin K gesprochen.

Vitamin K_1 – Wissenschaftlicher Wettlauf im Labor

Den ersten Hinweis auf Vitamin K fand der dänische Wissenschaftler Henrik Carl Peter Dam (1895–1976) im Jahr 1934 bei seinen Forschungen zum Cholesterinstoffwechsel bei Hühnern. Dabei entdeckte er eine Mangelerkrankung, die tödliche Blutungen der Haut und der Muskeln auslöst (Dam 1934). Er erkannte, dass die gestörte Blutgerinnung (Details zur Blutgerinnung vgl. Kapitel *Die Rolle von Vitamin K_1 bei der Blutgerinnung*) seiner Versuchstiere auf das Fehlen eines bis dahin noch nicht bekannten fettlöslichen Vitamins zurückging. Er nannte es Vitamin K (Dam 1935), weil dies der erste Buchstabe im Alphabet ist, nach dem noch kein Vitamin benannt worden war und weil es der Anfangsbuchstabe des Wortes „Koagulation" (Blutgerinnung) ist.

Dams Entdeckung löste einen wahren Boom an wissenschaftlichen Veröffentlichungen verschiedener Arbeitsgruppen über Vitamin K aus (vergleiche Suttie 2009). Damals kannte man aus der großen Schar der an der Blutgerinnungskaskade beteiligten Proteine und anderen Faktoren nur das Prothrombin und das Fibrinogen.

Erst allmählich beginnt man zu verstehen, dass sich die Aufgaben der beiden Vitamine K_1 und K_2 ganz wesentlich voneinander unterscheiden.

Schon Anfang der 1940er-Jahre wusste man, dass sich die bei manchen Neugeborenen auftretende lebensbedrohliche Blutungsneigung (Morbus haemorrhagicus neonatorum) durch die Gabe von Vitamin K behandeln lässt (vgl. Kapitel *Vitamin-K-Mangel*). Anfang der 1950er-Jahre konnte die Bedeutung der Vitamin-K-abhängigen Gerinnungsfaktoren VII, IX und X nachgewiesen werden. Zwanzig Jahre später wurde die Bedeutung von Vitamin K als Cofaktor bei der Aktivierung von Proteinen erkannt (vgl. Kapitel *Ein Aktivierungsprinzip mit unterschiedlichen Folgen*) und weitere fünf Jahre später wurden weitere, von Vitamin K abhängige Eiweiße entdeckt.

Wie erwähnt, hatte 1939 ein Wettlauf in der Entdeckung des neuen Vitamins eingesetzt und verschiedene Arbeitsgruppen versuchten, sich bei der Isolierung und der chemischen Analyse und Beschreibung zu übertreffen. Als Quelle für Vitamin K dienten die Futterpflanze Luzerne (Alfalfa) und gereinigtes Fischmehl. Zwar erkannte man schon damals einen Unterschied in dem gelben Öl aus der Luzerne (Vitamin K$_1$) und dem kristallinen Fischmehlextrakt (Vitamin K$_2$), aber noch jahrzehntelang wurde dies weitgehend ignoriert beziehungsweise nur unzureichend differenziert. Außerdem hatte man aus Bakterien (Mycobacterium tuberculosis) Phthiol isoliert, das ebenfalls blutungsstillend wirkt. Auf die Bedeutung von Bakterien für die Bildung von Vitamin K$_2$ kommen wir später noch ausführlich zurück (vgl. Kapitel *Woher kommt Vitamin K?*).

Besonders herausragend auf dem Gebiet der Vitamin-K-Forschung waren der Entdecker Carl Peter Henrik Dam (1895–1976), Edward Adalbert Doisy (1893–1986) und Herman James Almquist (1903–1994). Allerdings wurden nur die Leistungen von Dam „für die Entdeckung von Vitamin K" und von Doisy „für seine Entdeckung der chemischen Natur von Vitamin K" 1943 mit der Verleihung des Nobelpreises für Physiologie bzw. Medizin gewürdigt.

Häufig wird nicht ausreichend zwischen Vitamin K$_1$ und Vitamin K$_2$ unterschieden.

Seit den 1960er- und 1970er-Jahren gelang es dann zunehmend, Funktion und Wirkungsweise von Vitamin K (vorwiegend Vitamin K$_1$) aufzudecken.

Und dieser Erkenntnisprozess dauert noch bis heute an. Wie erwähnt, wurde und wird häufig nicht ausreichend zwischen Vitamin K_1 und Vitamin K_2 unterschieden, obwohl man schon 1939 beide Varianten kannte (Binkley et al. 1939 und McKee 1939, Thayer et al. 1939).

Vitamin K_2 – Empirische Grundlagenforschung eines Zahnarztes

Recht neu ist auch die Erkenntnis, dass die Beobachtungen und Schlussfolgerungen des niedergelassenen Zahnarztes Dr. Weston Andrew Valleau Price (1870–1948) ebenfalls mit Vitamin K, nämlich mit Vitamin K_2, in Zusammenhang stehen.

Price, der „Charles Darwin der Ernährung", stammte aus Newburgh, Ontario, und praktizierte seit etwa 1890 fünfzig Jahre lang in Cleveland, Ohio, als Zahnarzt. Er untersuchte die Ursache von Karies und chronischen Erkrankungen (vgl. hierzu Masterjohn 2009, Price 2010, Price 2011 und Rhéaume-Bleu 2012). Dafür bereiste er zusammen mit seiner Ehefrau die ganze Welt, um insbesondere den Einfluss von bearbeiteter „moderner" Nahrung auf Karies und andere Zivilisationskrankheiten zu erforschen. Auf seinen teils abenteuerlichen Expeditionen machte er beispielsweise die Erfahrung, dass Menschen in weitgehend unbeeinflussten Gegenden mit noch natürlichen Ernährungsgewohnheiten ein tadelloses Gebiss und symmetrische, ausgewogene Gesichtszüge und Gesichtsproportionen aufwiesen. Kamen solche Naturvölker jedoch mit der Zivilisation in Berührung und stellten sie ihre Ernährung auf stark bearbeitete Nahrungsmittel um, verloren sie ihre natürliche Widerstandskraft und die ab diesem Zeitpunkt geborenen Kinder zeigten nicht mehr die ausgewogenen Gesichtszüge ihrer Eltern, sondern starke Fehlstellungen der Zähne.

Diese Fehlstellung lässt sich dadurch erklären, dass es durch Mangelernährung (Mangel an Vitamin K_2) zu einer falschen Knochenbildung kommt. Infolgedessen haben die Kiefer zu wenig Platz für den kompletten Satz von Zähnen, sodass diese um das knappe Platzangebot konkurrieren müssen und sich teilweise voreinander schieben.

Heute lassen sich solche Vergleichsstudien kaum noch anstellen, weil es so gut wie keine ursprünglichen Naturvölker mehr gibt. Auffällig ist hingegen, dass es heute kaum noch Kinder ohne Zahnfehlstellungen gibt, die mit teuren und aufwendigen KFO-Geräten (Spangen) korrigiert werden müssen.

Was nun hat all das aber mit Vitamin K zu tun? Price erkannte, dass der modernen Nahrung wie Weißmehl, raffiniertem Zucker, Pflanzenfetten, Dosenkonserven usw. etwas fehlen muss, was für die modernen Krankheiten sowie Karies und Zahnfehlstellungen verantwortlich ist. Zwar vermutete er einen fettlöslichen Faktor, konnte ihn aber nicht identifizieren. Deshalb nannte er ihn einfach Aktivator X (Price 2011).

Unter anderem stellte er fest, dass die traditionelle Nahrung der gesunden Naturvölker viermal mehr Mineralstoffe und wasserlösliche Vitamine und zehnmal mehr fettlösliche Vitamine enthielten als industrielle Nahrung. Damals waren erst zwei fettlösliche Vitamine bekannt, nämlich Vitamin A und Vitamin D. Price war davon überzeugt, dass es sich bei dem Aktivator X ebenfalls um einen fettlöslichen Stoff handelt, der bei vielen lebenswichtigen Funktionen eine Rolle spielt. Durch seine Versuche stellte er fest, dass vor allem Fischeier, Eidotter und Innereien reich an diesem Aktivator X sind.

Vor allem Butter aus Milch von mit grünem, schnell wachsendem Gras gefütterten Kühen enthält große Mengen an Aktivator X. Aus der Mischung eines solchen Butterfetts und Lebertran stellte Price dann ein Öl her, das reich an Aktivator X war. Damit behandelte er kariöse Zähne und sogar schlecht heilende Knochenbrüche, indem er seinen Patienten die Einnahme dieses Öls verordnete. Nachdem wir heute wissen, dass Vitamin K$_2$ eine Schlüsselrolle beim Knochenbau spielt, überrascht uns dieser Erfolg nicht besonders.

> Price erkannte, dass der modernen Nahrung etwas fehlen muss, was für die modernen Krankheiten verantwortlich ist: Aktivator X alias Vitamin K$_2$.

Mit unserem heutigen Wissen wird verständlich, warum ein durch die starke industrielle Bearbeitung von Lebensmitteln verursachter Mangel an Vitamin K$_2$ zu fehlerhafter Knochenbildung und zu Karies führt (vgl. Kapitel *Die Bedeutung von Vitamin K$_2$ für gesunde Knochen* sowie *Die Bedeutung von Vitamin K$_2$ für die Zahngesundheit*).

Price stellte damals auch bereits einen Zusammenhang zwischen den Jahreszeiten, der Grasfütterung von Nutztieren und der Herzinfarktrate fest.

Ironie der Geschichte: 2007 wird Aktivator X als Vitamin K$_2$ identifiziert

Jahrzehntelang wurde vergeblich versucht, diesen Aktivator X zu identifizieren, bis dies 2007 endlich gelang (Masterjohn 2009). Auch wenn Price den Zusammenhang noch nicht erkennen konnte, bemerkte er schon damals, dass die moderne Ernährung nicht nur zu schlechten Zähnen, sondern auch zu einer Zunahme von Herzerkrankungen führte. Heute liegt der Zusammenhang auf der Hand: Ein Mangel an Vitamin K_2, dem Aktivator X von Price, führt zur *Ent*kalkung von Zähnen und Knochen und zu einer *Ver*kalkung von Blutgefäßen, z.B. solchen, die das Herz mit Sauerstoff versorgen. Als Folge davon faulen die Zähne, die Knochen brechen und die Adern verstopfen.

Es ist, so Masterjohn (2009), eine Ironie der Geschichte, dass Price die Bedeutung von Vitamin K_2 (als Aktivator X) für den Kalziumhaushalt, das Nervensystem und das Herzkreislaufsystem schon entdeckte, bevor sich die Wissenschaft sechs Jahrzehnte später damit beschäftigte. Andererseits hatten Wissenschaftler die chemische Struktur des Aktivators X (als Vitamin K_2) schon lange entschlüsselt (McKee et al. 1939), bevor Price ihn postulierte. Dabei hatte Price sogar die gleiche Nachweismethode (Jodometrie) für Aktivator X angewandt, die für den Nachweis von Chinonen, zu denen auch Vitamin K_2 gehört, benutzt wurde (Willstätter und Majima 1910). Allerdings fand das erst 1972 Eingang in die englischsprachige Literatur (Glavind 1972). Deshalb erkannte Price noch keinen Zusammenhang und 1972 hatte man seinen Aktivator X schon längst wieder vergessen.

Aktivator X	Vitamin K2
In Butterfett von Säugetiermilch, Fischeiern, Tierorganen und tierischem Fett vorhanden	In Butterfett von Säugetiermilch, Tierorganen und tierischem Fett vorhanden; in Fischeiern
Wird im Tiergewebe, einschließlich Milchdrüsen, aus einem in schnell wachsendem grünem Gras befindlichen Vorläufer hergestellt	Wird im Tiergewebe, einschließlich Milchdrüsen, aus Vitamin K$_1$ hergestellt, das im Chlorophyll grüner Pflanzen im Verhältnis zu ihrer Photosyntheseaktivität vorkommt
Der Gehalt dieses Vitamins in Butterfett ist proportional zu dessen Reichhaltigkeit an Farbe (gelb oder orange)	Der Vorläufer steht in direktem Bezug zu Betakarotin, das Butterfett seine gelbe oder orange Farbe verleiht
Setzt zweiatomiges Jod aus Jodwasserstoffsäure frei	Setzt zweiatomiges Jod aus Jodwasserstoffsäure frei
Wirkt synergistisch mit Vitamin A und D	Aktiviert Proteine, die Zellen durch Vermittlung von Vitamin A und D bilden
Spielt eine wichtige Rolle bei der Fortpflanzung	Wird in großen Mengen in den Fortpflanzungsorganen aus Vitamin K$_1$ gebildet und von ihnen bei Vitamin-K-armer Ernährung bevorzugt gespeichert; die Funktion eines Vitamin-K$_2$-abhängigen Proteins der Spermien ist noch unbekannt
Spielt eine Rolle beim Wachstum von Kindern	Trägt zum Wachstum von Kindern und Jugendlichen bei, indem es die vorzeitige Verkalkung der knorpeligen Wachstumszonen der Knochen verhindert.

Identifizierung des Aktivators X als Vitamin K$_2$ (Masterjohn 2009)

17

Begriffsklärung

Für das Verständnis der folgenden Kapitel ist es hilfreich, einige Begriffe, Namen und Bezeichnungen besser zu verstehen. Unter dem Begriff Vitamin K fasst man beispielsweise verschiedene strukturverwandte Moleküle (fettähnliche Naphthochinonderivate) zusammen, die nur in Eubakterien (Bakterien und Cyanobakterien) und Pflanzen hergestellt werden, wo sie zur Elektronenübertragung bei der Energieumwandlung fungieren. Als Fänger freier Radikale unterstützen sie außerdem das Redoxgleichgewicht in Zellen (vgl. Oldenburg et al. 2008). Im Tierreich hingegen fungiert Vitamin K als Cofactor für das Enzym Gamma-Carboxylase. Auch hier übernimmt es den Elektronentransport. Als gemeinsames Grundelement besitzen die Vitamin-K-Varianten einen sogenannten Naphthochinonring mit unterschiedlichen Seitenketten.

In Pflanzen und Bakterien dient Vitamin K der Energiegewinnung, beim Menschen sorgt es für die Aktivierung von Proteinen.

Insgesamt unterscheidet man bis zu vierzehn K-Vitamine. Auch wenn uns hier nur die physiologisch wichtigen Vitamine K_1 und K_2 interessieren, wollen wir die Begriffsgruppe etwas näher beleuchten.

Vitamin K_1 ist das mit Abstand am besten untersuchte K-Vitamin. Es hat eine Phytylgruppe als Seitenkette. Alternative Bezeichnungen für Vitamin K_1 lauten Phyllochinon, Phytonadion, Phytomenadion (= von der Weltgesundheitsorganisation vergebener internationaler Freiname (INN) oder generischer gemeinfreier Name); 2-Methyl-3-phytyl-1,4-naphthochinon;

2-Methyl-3-(3,7,11,15-tetramethyl-2-hexadecenyl)-1,4-naphtha-lendion; 2-methyl-3-[(2E)-3,7,11,15-tetramethylhexadec-2-en-1-yl]naphthoquinone (= von der *International Union of Pure and Applied Chemistry* (IUPAC) vergebener Name). Im Englischen lauten die Bezeichungen etwas anders, nämlich *phylloquinone*, *phytonadione* und *phytomenadione* usw.

Vitamin K_1 kommt in grünen Pflanzen vor. Diese gewinnen ihre Energie mittels Photosynthese aus dem Sonnenlicht. Das geschieht mithilfe des grünen Farbpigments Chlorophyll. Dabei übernimmt Vitamin K_1 die Aufgabe, Elektronen zu transportieren. Der Wortteil *phyll* des griechischen Wortes für „Blatt" trägt dem Vorkommen von Vitamin K_1 alias Phyllochinon in grünen Pflanzen Rechnung. Besonders hohe Konzentrationen findet man in grünem Blattgemüse wie Kohl und Spinat.

Strukturformel von Phyllochinon (Vitamin K_1)

Vitamin K_2 ist unter den Namen Menachinon und Farnochinon bekannt sowie unter der chemischen Bezeichnung 2-Methyl-3-multiprenyl-1,4-naphtochinon. Vitamin K_2 kommt in mehreren Varianten mit unterschiedlich langen Polyisoprenoid-Seitenketten vor. Während man früher nach der Anzahl der Kohlenstoffatome in der Seitenkette unterschied, legt man heute die Anzahl der sogenannten Isoprenoideinheiten oder einfacher ausgedrückt die Anzahl der Doppelbindungen in der Seitenkette zugrunde. Diese Varianten werden heute mit MK (abgeleitet von

Menachinon und Vitamin K) und der Angabe der Anzahl von Doppelbindungen (bzw. Isoprenoideinheiten) in der Seitenkette abgekürzt, während man früher nach der Anzahl der Kohlenstofatome in der Seitenkette unterschied. Was früher $K_2(35)$, also ein Vitamin K_2 mit 35 Kohlenstoffatomen in der Seitenkette war, wird heute als MK-7 bezeichnet, also Menachinon mit sieben Doppelbindungen oder Isoprenoideinheiten.

Strukturformel von Menachinon (Vitamin K_2)

Insgesamt kennt man Vitamin K_2 in Varianten bis MK-13. Für uns sind vor allem MK-4 (Menatetrenon) und MK-7 interessant. Der wissenschaftliche Name für MK-4 lautet 2-Methyl-3-geranyl-geranyl-1,4-naphtochinon, der für MK-7 entsprechend 2-Methyl-3-farnesylgeranyl-geranyl-1,4-naphtochinon.

Da kurzkettige Menachinone (MK-6 bis MK-8) eine größere Bioverfügbarkeit aufweisen als längerkettige, haben sie möglicherweise eine größere biologische Bedeutung.

Vitamin K_3 (Menadion, Methylnaphthochinon) ist ein synthetisches Molekül ohne Seitenkette, das in kleinen Mengen aber auch als Zwischenstufe bei der Umwandlung von Vitamin K_1 in Vitamin K_2 in unserem Körper entsteht. In der industriellen Viehzucht wird Menadion dem Futter beigemischt. Es gelangt passiv aus dem Darm in den Körper und wird dort von den Tieren in Vitamin K_2 (MK-4) umgewandelt und als solches (Vitamin K_2) von uns später aufgenommen. Vitamin K_3 selbst fungiert nicht als Cofaktor und gefährdet die Leber (hepatotoxisch).

Strukturformel von Vitamin K_3 (Menadion)

Vitamin K_4 (Menadiol, Hydrochinon) wird zur Behandlung von Hypoprothrombinämie (Blutung infolge eines Mangels an Prothrombin) injiziert.

Vitamin K_5 (4-Amino-2-Methyl-1-Naphtholhydrochlorid) ist ein Antipilzmittel (Fungizid).

Woher kommt Vitamin K?

Wie erwähnt, dienen unterschiedliche Chinone dem Elektronentransport bei der Energiegewinnung von Lebewesen. Vitamin K_1 wird von grünen Pflanzen im Chlorophyll verwendet. Die unterschiedlichen Varianten von Vitamin K_2 dienen Bakterien bei der Energiegewinnung, und von der Art der Bakterien hängt die Art der Seitenkette ab. Anaerobe Bakterien (Energiegewinnung ohne Sauerstoff) und viele aerob (Energiegewinnung mit Sauerstoff) gramnegative Bakterien nutzen ausschließlich Menachinone (Vitamin K_2) in ihrer Elektronentransportkette.

In einigen fakultativ aeroben / anareoben Bakterien (sie können zwischen Gärung und Atmung umschalten) wie Escherichia coli werden Ubichinon und Menachinon als alternative Elektronentransporter genutzt. Menachinon ist zudem ein Cofactor des Photosynthese-Reaktionszentrums grüner Schwefelbakterien. Außerdem wurde es im Photosystem I der roten Alge Cyanidium caldarium gefunden. (Oldenburg et al 2008).

Unser Bedarf an Vitamin K_2 (Menachinon) wird teilweise in unserem Verdauungstrakt vor allem von anaeroben Bakterien wie Bacteroides fragilis, Eubacterium, Probionibakterium und Arachnia produziert. Dabei unterscheidet sich die Kettenlänge der jeweils produzierten Menachinone voneinander, sodass man auf diese Weise sogar Rückschlüsse auf die Darmflora ziehen kann. Die bisherigen mageren Daten weisen auf einen Gehalt von 0,3 bis 5,1 Milligramm Menachinon (MK) im Darm hin, was ansehnlich ist. Dabei stehen MK-9 und MK-10 mengenmäßig an erster Stelle. Im unteren (distalen) Ende des Dickdarms findet man die größte Menge an Vitamin K_2, weniger im Ileum (Krummdarm), und im Jejunum (Leerdarm) findet sich kaum etwas. Phyllochinon, also Vitamin K_1, findet man hingegen kaum im Verdauungstrakt. Der Gehalt liegt bei nur 0,13 bis 0,63 Milligramm (vgl. Suttie 2009).

Auch bei der Energiegewinnung in den Mitochondrien unserer Zellen bedienen wir uns eines Chinons. Dieses Ubichinon, das allgemein besser als Coenzym Q10 bekannt ist, dient ebenfalls dem Elektronentransport in der sogenannten Atmungskette.

Anders ausgedrückt: Wir können das für die Energiegewinnung notwendige Ubichinon selbst herstellen, Pflanzen benötigen Phyllochinon für die Energiegewinnung und stellen es ebenfalls selbst her. Viele Bakterien benötigen Menachinon für die Energiegewinnung, das sie selbst produzieren. Mensch und Tier wiederum können Phyllochinon gar nicht und Menachinon nur in sehr geringem Maße selbst herstellen, nutzen Ersteres aber als Vitamin K_1 vorwiegend für die Steuerung der Blutgerinnung und Letzteres als Vitamin K_2 vorwiegend für die Steuerung des Kalziumhaushalts. Beide Vitamine müssen wir mit der Nahrung zu uns nehmen, um ausreichend damit versorgt zu sein.

Vitamin K_1 stammt aus grünen Pflanzen und Vitamin K_2 aus Fisch, Fleisch und Tierprodukten wie Eier und Milch, da Letzteres von Bakterien im Darm der Tiere produziert wird. Vitamin K_2 kann aber auch vom Organismus selbst, so auch beim Menschen, in geringer Menge aus Vitamin K_1 hergestellt werden; dazu später mehr.

Nun verstehen wir, warum Pflanzen eine wichtige Quelle für Vitamin K_1 sind und Tierprodukte wichtige Quellen für Vitamin K_2. Bakteriell weiter verarbeitete Milchprodukte wie Käse oder Joghurt enthalten sogar noch höhere Konzentrationen an

Vitamin K_2 als das Ausgangsprodukt (Manoury et al. 2013), weil durch die Fermentation zusätzlich Vitamin K_1 in Vitamin K_2 umgewandelt wird.

Aber, und das ist möglicherweise ein kleiner Trost für Veganer, es gibt auch eine pflanzliche Quelle, die äußerst reich an Vitamin K_2 ist, nämlich Natto. Diesem in mehrerlei Hinsicht sehr speziellen Nahrungsmittel wird im Folgenden ein eigenes Kapitel gewidmet.

Menschen können nur geringe Mengen Vitamin K_2 selbst herstellen.

Ein Aktivierungsprinzip mit unterschiedlichen Folgen

So erstaunlich es auch klingt, Vitamin K aktiviert eine breite Palette verschiedener Proteine auf ein und dieselbe Weise und löst damit völlig unterschiedliche Reaktionen aus. Bevor wir die einzelnen Proteine näher betrachten, schauen wir uns diesen Aktivierungsmechanismus an, die sogenannte Gamma-Carboxylierung Vitamin-K-abhängiger Proteine.

Das Aktivierungsprinzip: Gamma-Carboxylierung

Wissenschaftlich lässt sich die Rolle von Vitamin K folgendermaßen zusammenfassen: Vitamin K stellt als Cofaktor des Enzyms Gamma-Glutamyl-Carboxylase die posttranslationale Gamma-Carboxylierung von Glutamatresten diverser Proteine und damit ihre Aktivierung sicher. Was das bedeutet und welche Konsequenzen das hat, wird im Folgenden erläutert.

Eiweiße (Proteine) übernehmen vielfältige Aufgaben in unserem Körper (Stütz- und Strukturelemente, Enzyme, Hormone, Botenstoffe usw.). Der Bauplan für jedes Protein ist in der DNS (Desoxyribonukleinsäure) unserer Gene im Zellkern festgelegt. Nach diesen Plänen werden die Eiweiße mithilfe von RNS

(Ribonukleinsäuren) an den Ribosomen gebildet, den sogenannten Eiweißfabriken unserer Zellen. Dabei werden die Bausteine der Proteine, das sind zwanzig verschiedene Aminosäuren, wie bei einer Perlenkette aneinandergereiht. Diesen Schritt nennt man Translation, von dem lateinischen Wort *translatio* für „Übersetzung". Wie mit den Buchstaben des Alphabets wird gewissermaßen ein Wort gebildet, nämlich das Protein. So hat jedes Eiweiß seine ganz eigene Aminosäurensequenz und -länge. Dieser Prozess spielt sich in bestimmten Zellstrukturen ab: dem Endoplasmatischen Retikulum.

Damit ein Eiweiß aber seine ihm zugedachte Aufgabe übernehmen kann, muss es weiter verändert werden. Es wird gefaltet und es bilden sich Bindungen innerhalb des Moleküls aus. Dadurch erlangt es eine dreidimensionale Form, die sogenannte Tertiärstruktur, es ist gewissermaßen ein Knäuel. Zusätzlich bedarf es aber oft noch weiterer chemischer Veränderungen, der sogenannten posttranslationalen Modifikation.

Genau hier kommt nun Vitamin K ins Spiel. Seine Aufgabe ist es – vereinfacht ausgedrückt –, als Coenzym dabei zu helfen, bestimmten Proteinen an bestimmten Stellen, den Glutamatresten, ein Kohlendioxid-Molekül (CO_2, Carboxylgruppe) anzuheften. Dadurch wird das Protein dann aktiviert. Diesen Prozess nennt man Carboxylierung. Da die Veränderung an der sogenannten Gamma-Position des Glutamats stattfindet, handelt es sich um eine Gamma-Carboxylierung, und das dafür zuständige Enzym ist die Gamma-Glutamyl-Carboxylase (γ-Glutamyl-Carboxylase, GGCX). Dieses Enzym benötigt die Unterstützung eines Cofaktors und das ist Vitamin K.

Die von Vitamin K abhängigen Proteine verfügen über drei bis dreizehn Glutamatreste, die alle carboxyliert werden müssen. Osteocalcin besitzt drei davon, MGP fünf und die von Vitamin K abhängigen Blutgerinnungsfaktoren sogar neun bis zwölf. Sie werden normalerweise alle in einem einzigen Durchgang modifiziert.

Zwei oder drei der carboxylierten Glutamatreste binden gemeinsam ein Kalziumion, wodurch die räumliche Struktur (Tertiärstruktur) des Moleküls stabilisiert wird. Damit ist eine Konformitätsveränderung verbunden, die es dem Protein ermöglicht, an Zellen und extrazelluläre Strukturen zu binden.

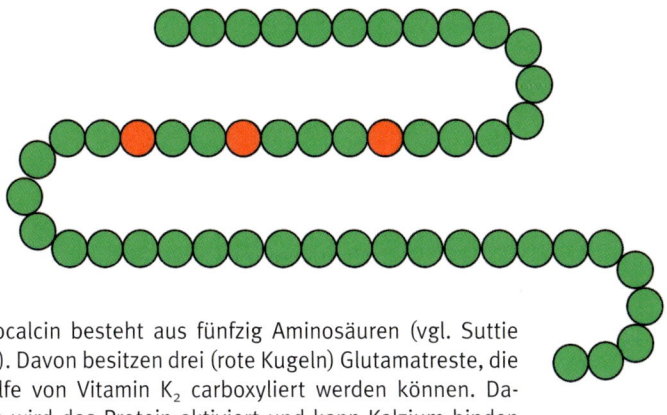

Osteocalcin besteht aus fünfzig Aminosäuren (vgl. Suttie 2009). Davon besitzen drei (rote Kugeln) Glutamatreste, die mithilfe von Vitamin K_2 carboxyliert werden können. Dadurch wird das Protein aktiviert und kann Kalzium binden und es in Knochen und Zähnen einlagern.

Im Anschluss an die Carboxylierung wird das aktivierte Protein meist mittels eines noch nicht identifizierten Transporters in den Golgi-Apparat entlassen und gelangt von dort an den Ort seiner Bestimmung (Blutplasma, Knochenmatrix usw.).

Ist kein oder zu wenig Vitamin K vorhanden, unterbleibt diese zur Aktivierung notwendige Gamma-Carboxylierung oder sie findet nur an einigen Glutamatresten statt. Das Ergebnis sind uncarboxylierte (uncarboxylated) oder untercarboxylierte (undercarboxylated) Proteine, die inaktiv oder in ihrer Aktivität stark eingeschränkt sind. Sie werden teilweise abgebaut, gelangen zum Großteil aber ebenfalls ins Serum.

Das an der Gamma-Carboxylierung beteiligte Enzymsystem ist in der Membran des Endoplasmatischen Retikulums verankert. Das sind die Gamma-Carboxylase, die Vitamin K_2 (in Form von Vitamin-K_2-Hydrochinon = KH_2) als Cofaktor benötigt, und das durch Cumarine blockierbare Enzym Vitamin-K-Epoxid-Reduktase, das Vitamin K recycelt.

Durch die Carboxylierung werden die betreffenden Proteine so verändert, dass sie wie mit einem Greifarm Kalziumionen binden und ablagern können. So bindet Osteocalcin in den knochenbildenden Osteoblasten Kalzium und lagert es an Hydroxylapatit.*

Zwar ist der durch Vitamin K bewirkte Aktivierungsmechanismus überall identisch, da aber viele unterschiedliche Proteine von Vitamin K aktiviert werden, werden dadurch ganz unterschiedliche Stoffwechselprozesse wie Blutgerinnung, Atherosklerose, Osteoporose, Krebs usw. beeinflusst. Die meisten haben in irgendeiner Weise mehr oder weniger mit Kalzium zu tun.

Da viele unterschiedliche Proteine von Vitamin K aktiviert werden, werden auch ganz unterschiedliche Stoffwechselprozesse beeinflusst.

Auch wenn die Blutgerinnungsfaktoren die am besten bekannten Proteine sind, die von Vitamin K abhängen, handelt es sich bei der Gamma-Carboxylierung um ein uraltes Aktivierungsprinzip von Proteinen, das schon sehr früh in der Evolution entstand. Jedenfalls gibt es Hinweise darauf, dass die Blutgerinnung nicht die ursprüngliche Aufgabe der Proteine mit Glutamatresten ist, denn sie kommen auch bei früh entwickelten Tieren vor, die noch kein Blutgerinnungssystem haben (Bandyopadhyay 2008).

_____

* Hydroxylapatit ist die Basis der Hartsubstanz von Zähnen und Knochen, die u.a. Phosphor und Kalzium enthält.

Rückgewinnung von Vitamin K im Vitamin-K-Epoxid-Zyklus

Ein Enzym wird bei dem von ihm gesteuerten Prozess selbst nicht verändert, wohl aber der entsprechende Cofaktor. Das ist auch bei Vitamin K der Fall: Es verliert bei der Aktivierung von Proteinen zwei Elektronen und wird dadurch vom Hydrochinon zum Epoxid oxydiert (vgl. Kapitel *Das Aktivierungsprinzip: Gamma-Carboxylierung*). Vitamin K_1 wird dann durch Aufnahme zweier Elektronen im Vitamin-K-Epoxid-Zyklus wieder zum Hydrochinon reduziert. Das geschieht in zwei Schritten mithilfe des Enzyms Vitamin-K-Epoxid-Reduktase (VKOR). Somit kann Vitamin K_1 eine Zeit lang „wiederverwertet" werden. Trotzdem tritt schon nach wenigen Tagen ein Mangel auf, wenn es nicht regelmäßig nachgeliefert wird. Insgesamt werden zwischen 35 und etwa 50 Prozent des mit der Nahrung aufgenommenen Vitamin K_1 wieder über den Stuhl und etwa 20 Prozent über den Urin ausgeschieden. Der Abbau erfolgt in der Leber, indem die Seitenketten abgespalten werden.

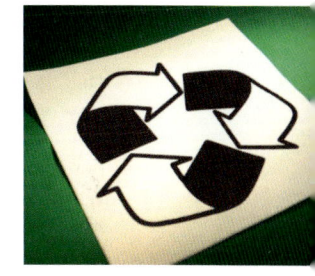

Die Wirkung der gerinnungshemmenden Cumarin-Medikamente wie Marcumar® hemmen ganz gezielt das Enzym VKOR und verringern dadurch die Konzentration an reduziertem Vitamin K. In der Folge gibt es mehr untercarboxylierte (inaktive) von Vitamin K abhängige Gerinnungsproteine.

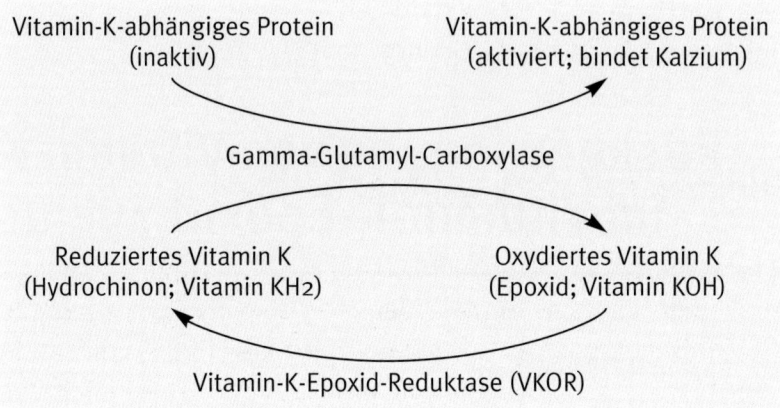

Die Gammacarboxylierung von Vitamin-K-abhängigen Proteinen erfolgt durch das Enzym Gamma-Glutamyl-Carboxylase. Dadurch wird das inaktive Protein derart aktiviert, dass es Kalzium binden kann. Gleichzeitig wird das Co-Enzym Vitamin K vom Hydrochinon (Vitamin KH_2) zum Epoxid (Vitamin KOH) oxidiert, indem es zwei Elektronen abgibt. Mithilfe des Enzyms Vitamin-K-Epoxid-Reduktase (VKOR) wird Vitamin K_1 dann vom Epoxid in zwei Teilschritten wieder in die aktive Form (Hydrochinon) reduziert und erhält zwei Elektronen zurück. Blutgerinnungshemmer hemmen das Enzym VKOR.

Vitamin K_2 können wir offenbar nicht recyceln, es wird aber in begrenztem Maß als MK-4 aus Vitamin K_1 hergestellt.

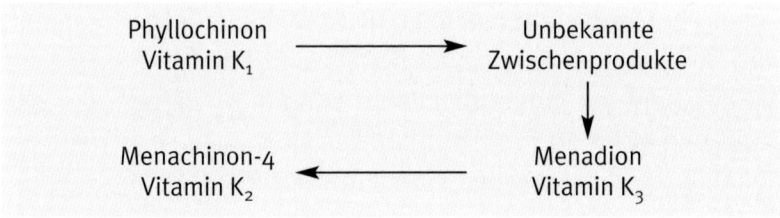

Der menschliche Organismus kann Vitamin K_2 (MK-4) in begrenztem Maß aus Vitamin K_1 über eine noch nicht bekannte Zwischenstufe und Vitamin K_3 selbst herstellen (vgl. Suttie 2009).

Die Tatsache, dass das Verhältnis von verbrauchtem Vitamin K_2 (Epoxid) zum aktiven Vitamin K_2 (Hydrochinon) dreimal größer ist als bei Vitamin K_1, kann bedeuten, dass Vitamin K_2 besser genutzt wird als Vitamin K_1 (Schurgers et al. 2007b).

Die Vitamin-K-abhängigen Proteine

Beim Menschen sind bisher gut ein Dutzend Vitamin-K-abhängige Proteine nachgewiesen worden. Acht davon spielen eine Rolle bei der Blutgerinnung, und zwei steuern den Kalziumeinbau in Knochen bzw. hemmen ihn im Weichgewebe. Aber auch das Enzym Gamma-Carboxylase ist selbst abhängig von Vitamin K.

Name	Hauptfunktion	Vorkommen
Faktor II (Prothrombin)	Blutgerinnung (+) u. a.	Leber
Faktor VII	Blutgerinnung (+)	Leber
Faktor IX	Blutgerinnung (+)	Leber
Faktor X	Blutgerinnung (+)	Leber
Protein C	Blutgerinnung (-) u. a.	Leber u. a.
Protein S	Blutgerinnung (-) u. a.	Leber u. a.
Protein Z	Blutgerinnung	Leber u. a.
Osteocalcin	Knochenmineralisierung, Knochenbildung	Knochen, Zähne
Matrix-Gla-Protein (MGP)		Knochen, Knorpel, Gefäßgewebe
Gas6	Blutgerinnung; noch nicht gesicherte Rolle bei Krankheiten	Glatte Muskeln, Endothel
Tgfbi	Komplexe Rolle bei Krebs	Diverse Gewebe
Periostin	Organentwicklung, Wundheilung, komplexe Rolle bei Krebs	Diverse Gewebe

Name	Hauptfunktion	Vorkommen
PRGP 1 und 2 (Prolin-reiche Gla-Proteine)	Weitgehend unbekannt	Diverse Gewebe
TMG 1 und 2 (Transmembran-Gla-Proteine)	Weitgehend unbekannt	Diverse Gewebe
Gamma-Carboxylase	Carboxylierung Vitamin-K-abhängiger Proteine	Diverse Gewebe

Vitamin-K-abhängige Proteine mit ihrer Hauptfunktion und Organe, in denen sie hauptsächlich vorkommen; (+) = fördernd, (-) = hemmend; u.a. = und andere (vgl. z. B. McCann und Ames 2009)

Neben den gut untersuchten Vitamin-K-abhängigen Proteinen gibt es weitere noch kaum untersuchte Proteine mit unklarer Bedeutung. Dazu gehören zwei Prolin-reiche Gla-Proteine und zwei Transmembran-Gla-Proteine. Wir wollen uns in diesem Buch hauptsächlich mit der Bedeutung der beiden Eiweiße Osteocalcin und MGP beschäftigen und ihrer Bedeutung für gesunde Knochen, Zähne und Blutgefäße. Diese außerhalb der Leber (extrahepatisch) vorkommenden Vitamin-K-abhängigen Proteine werden hauptsächlich von Vitamin K_2 gesteuert, die in der Leber gebildeten Blutgerinnungs-Faktoren hauptsächlich von Vitamin K_1.

Wir können Vitamin K_2 offenbar nicht recyceln.

Wenn auch die Art der Aktivierung aller von Vitamin K abhängigen Proteine gleich ist, erfüllen sie völlig unterschiedliche Aufgaben. Außerdem aktivieren Vitamin K_1 und Vitamin K_2 unterschiedliche Proteine, bzw. sie aktivieren die Proteine unterschiedlich stark. Weiterhin agiert Vitamin K_1 vorwiegend in der Leber und Vitamin K_2 vorwiegend außerhalb der Leber (extrahepatisch).

	Vitamin K_1	Vitamin K_2
Hauptaufgabe beim Menschen	Blutgerinnung	Korrekte Kalziumeinlagerung
Wichtigste Lebensmittelquelle	Grünes Blattgemüse, Pflanzenöle, fermentiertes Gemüse	Leber, Fleisch, Eigelb, Käse, Butterschmalz
Weitere Quellen	Keine	Darmbakterien
Speicherung im Körper	Kaum	Kaum
Herstellung im Körper	Teilweise Recycling im Vitamin-K-Zyklus	Teilweise Synthese aus Vitamin K_1
Mangelerscheinungen	Selten, aber schnell sichtbar (Blutungen)	Oft, aber schleichend (Osteoporose, Karies, Arterienverkalkung)
Aktivierung von Gerinnungsfaktoren (Regulation der Blutgerinnung)	Stark	Geringfügig
Aktivierung von Osteocalcin (Gesunder Knochenbau)	Geringfügig	Stark
Aktivierung von MGP (Verkalkungsschutz Weichgewebe)	Geringfügig	Stark

Vergleich von Vitamin K_1 und Vitamin K_2 (vgl. auch Rhéaume-Bleu 2012)

Während Vitamin K_1 lebenswichtig für die Blutgerinnung ist, haben wissenschaftliche Studien gezeigt, dass es keinen Einfluss auf die Herzinfarktrate und nur geringen Einfluss auf die Knochenbildung hat. Dafür ist Vitamin K_2 zuständig (Rhéaume-Bleu 2012).

Nachfolgend werden einige der extrahepatischen Vitamin-K-abhängigen Proteine vorgestellt (vgl.

> Vitamin K_1 hat keinen Einfluss auf die Herzinfarktrate und nur geringen Einfluss auf die Knochenbildung. Dafür ist Vitamin K_2 zuständig.

besonders Litwack 2008 und Suttie 2009). Sie werden hauptsächlich durch Vitamin K_2 und kaum durch Vitamin K_1 aktiviert.

Osteocalcin für gesunde Knochen und Zähne

1975 wurde Osteocalcin (= bone γ-carboxyglutamic acid (Gla) protein = BGLAP = Bone-Gla-Protein = BGP) als erstes Vitamin-K-abhängiges Protein entdeckt, das nicht für die Blutgerinnung zuständig ist (Hauschka et al. 1975). Aber erst vor wenigen Jahren setzte sich die Erkenntnis durch, dass Vitamin-K-abhängige Proteine nicht nur der Blutgerinnung dienen und man zwischen Vitamin K_1 und Vitamin K_2 unterscheiden muss (Booth 1997 und Cranenburg et al. 2007).

Osteocalcin wird hauptsächlich von den knochenbildenden Zellen (Osteoblasten) und zahnbildenden Zellen (Odontoblasten) produziert. Entsprechend findet man es vorwiegend in der organischen Matrix der Knochen und des Dentins der Zähne, wo

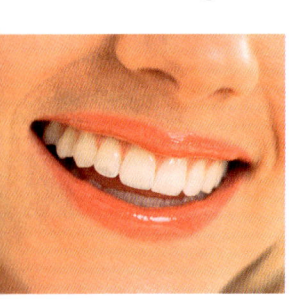

es für die Einlagerung von Kalzium sorgt. Osteocalcin ist das häufigste nicht-kollagene Eiweiß in den Knochen, kommt aber auch in anderem Gewebe vor, das verkalken kann (vgl. McCann und Ames 2009).

Mit seinen drei aktivierten Glutamat-Resten kann es innerhalb des Hydroxylapatit-Kristall-Gitters sehr fest Kalzium binden. Außerdem kann Osteocalcin Vorläuferzellen der Osteoklasten aktivieren, die an dem Knochenabbau beteiligt sind. Osteocalcin spielt somit eine wichtige Rolle bei der Mineralisierung und dem Umbau der Knochen. So erklärt sich auch, dass hohe Spiegel an untercaboxyliertem Osteocalcin (ucOC) mit einem niedrigen Mineralisationsgrad von Knochen und einer hohen Knochenbruchrate einhergehen (vgl. Kapitel *Die Bedeutung von Vitamin K_2 für gesunde Knochen*).

Außerdem fungiert Osteocalcin in seiner nicht gamma-carboxylierten Form als Hormon (Lee 2007, Hinoi et al. 2008 und Ferron et al. 2008). Als solches scheint es den Fettstoffwechsel zu aktivieren (Abbau von Fett) und den Blutzuckerspiegel zu senken. Es regt die Beta-Zellen der Bauchspeicheldrüse zum Wachstum und zur Insulinausschüttung an. Unabhängig davon wird vermehrt Adiponectin aus den Fettzellen (Adipozyten) ausgeschüttet, was zu einer erhöhten Insulinsensitivität führt. Inwiefern Vitamin K_2 in Zukunft eine Rolle bei der Diabetesbehandlung spielen kann, ist aber noch offen.

Die Tatsache, dass Osteocalcin in seiner nicht carboxylierten Form eine physiologische Rolle als Hormon spielt, zeigt, dass die Messwerte der Serumkonzentration an carboxyliertem oder untercarboxyliertem Osteocalcin lediglich aussagekräftig sind hinsichtlich seiner Kalzium bindenden Aufgabe.

Ferner regt Osteocalcin (zumindest bei Mäusen) die Testosteronproduktion an und ist damit fruchtbarkeitsfördernd (Oury et al. 2011).

MGP für glatte Blutgefäße

MGP (Matrix Gla Protein) findet man im ganzen Körper, aber hauptsächlich in der extrazellulären Matrix des Weichgewebes (Herz, Blutgefäße, Nieren, Lunge usw.), aber auch in unseren Knochen und Knorpeln. Es wurde 1983 entdeckt (Price et al. 1983). Anders als Osteocalcin verhindert MGP den Einbau von Kalzium und hemmt damit zum Beispiel die Verkalkung von Blutgefäßen (vgl. Schurgers et al. 2008). Seine Konzentration im Serum steht im umgekehrten Verhältnis zum Schweregrad der

Verkalkung von Koronararterien. MGP ist aber auch an der gesunden Knochenbildung beteiligt: Mäuse ohne MGP bleiben klein, entwickeln eine Osteoporose, Knochenbrüche und eine beschleunigte Arterien- und Knorpelverkalkung. Wahrscheinlich fängt MGP Kalziumionen in sich bildendem Hydroxylapatit ab und verhindert so die Kristallbildung.

Viele bösartige Krebszellen produzieren MGP. Warum sie das tun, ist noch nicht bekannt. Bekannt ist aber, dass ein Vitamin-K_2-Mangel das Krebswachstum fördert.

Beim Menschen führt ein Mangel an MGP zu dem sogenannten Keutel-Syndrom (Munroe et al. 1999). Das ist eine sehr seltene Erbkrankheit, die sich durch Knorpelverkalkung (zum Beispiel an Ohren und Nasen), Veränderungen der Gesichtspartien, verkürzte Zehen- und Fingerendglieder und Verengung der Lungenarterien bemerkbar machen. Auch die Behandlung werdender Mütter mit Cumarin-Medikamenten kann ähnliche Symptome beim Fötus auslösen.

Neben MGP gibt es weitere Verkalkungshemmer, die noch nicht ausreichend erforscht und nicht Vitamin-K-abhängig sind.

Wie Osteocalcin, so wird auch die Bildung von MGP durch Vitamin D, aber auch durch Vitamin A gefördert.

Noch wenig erforschte Vitamin-K-abhängige Proteine

Das *Antikoagulationsprotein S* (Protein S) wird hauptsächlich in der Leber, aber auch in den Osteoblasten der Knochen hergestellt. Seine Funktion dort ist noch weitgehend unbekannt. Man weiß aber, dass ein Mangel bei Kindern zu erhöhter Blutgerinnung und verminderter Knochendichte führt.

In Gefäßwänden spielt dieses gerinnungshemmende Protein S zusammen mit aktiviertem *Protein C* eine wichtige Rolle bei der Verhinderung von Blutgerinnseln. Es regt das Immunsystem an, Abfall aus den Arterien zu entsorgen, ohne eine Entzündung auszulösen, die wiederum zur Plaquebildung führen könnte.

Die *Transmembran-Gla-Proteine* spielen möglicherweise eine Rolle bei der Signalübertragung; das ist aber noch nicht gesichert (Til et al. 2008).

Ebenfalls ist die Aufgabe der *Prolin-reichen Gla-Proteine* noch weitgehend unbekannt.

Auch die *Gamma-Carboxylase*, also das Enzym, das Proteine mithilfe von Vitamin K carboxyliert, ist selbst von Vitamin K abhängig und muss durch Carboxylierung aktiviert werden. Dies ist möglicherweise ein Kontrollmechanismus.

Eines der noch nicht lange bekannten Vitamin-K-abhängigen Proteine im Plasma ist *Gas6* (Growth arrest-specific gene 6) (Bellido-Martín und Frutos 2008); es hat Ähnlichkeit mit dem Protein S. Gas6 und Protein S spielen eine wichtige Rolle bei Entzündungsprozessen, der Blutgerinnung und Krebs. Gas6 ist ein Wachstumsfaktor und schützt vor dem Zelltod (Apoptose). Ebenfalls spielt es eine Rolle im Immunsystem sowie bei der Homöostase (Gleichgewicht) in Zellen. Möglicherweise schützt es auch vor Gefäßverkalkung.

Der *Transforming growth factor beta* (TGF-β) kontrolliert diverse Funktionen von Zellen, beeinflusst ihr Wachstum und ihre Differenzierung. Unter anderem kommt ihm eine Bedeutung bei Krebs, im Immunsystem und bei Diabetes zu.

Auch *Periostin* spielt eine Rolle bei Krebs.

Die Rolle von Vitamin K_1 bei der Blutgerinnung

Einige von Vitamin K_1 (und in geringerem Maße von Vitamin K_2) abhängige Proteine hemmen die Blutgerinnung, andere fördern sie. So trägt Vitamin K_1 zu einem Gleichgewicht im Blutgerinnungsgeschehen bei, so wie Vitamin K_2 das Gleichgewicht der Kalziumverteilung steuert.

Die einzelnen Schritte der Blutgerinnungskaskade sollen hier nicht im Detail erläutert werden, da sie weniger Vitamin K_2 als vielmehr Vitamin K_1 betreffen. Ein Teil (extrinsischer Weg), beginnend mit einer äußeren Verletzung bis hin zur Bildung von Fibrin, ist in der folgenden Grafik zusammengefasst. Die Vitamin-K-abhängigen Faktoren sind ockerfarben dargestellt, und die kalziumabhängigen Schritte (Kalzium = Faktor IV) durch rote Punkte markiert. Die aktiven Proteinformen sind mit einem tiefgestellten a gekennzeichnet. Ihre inaktiven Vorläufer – sie sind zwar schon carboxyliert, müssen aber zusätzlich aktiviert werden –, zirkulieren im Blut, um bei Bedarf schnell zur Verfügung zu stehen.

Es wird deutlich, dass einige Vitamin-K_1-abhängige Proteine (Faktor II (= Prothrombin), VII, IX und X) die Blutgerinnung fördern, während andere (Protein C und S) sie hemmen. Die exakte Bedeutung des ebenfalls Vitamin-K-abhängigen Proteins Z ist noch nicht geklärt; es ermöglicht Thrombin, sich an die Zellmembran anzuheften.

> Vitamin K_1 trägt zu einem Gleichgewicht im Blutgerinnungsgeschehen bei, und Vitamin K_2 steuert das Gleichgewicht der Kalziumverteilung.

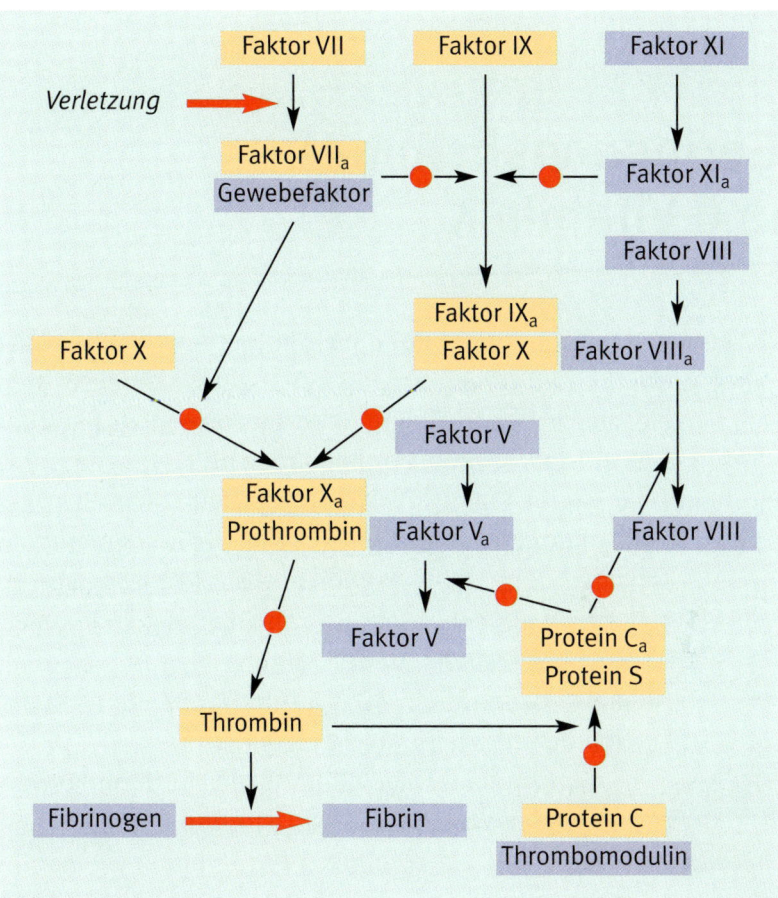

Blutgerinnungskaskade, beginnend mit einer Verletzung bis zur Bildung von Fibrin (Krustenbildung). Aktive Proteine sind mit einem tief gestellten a gekennzeichnet, die Vitamin-K-abhängigen Gerinnungsfaktoren sind ockerfarben unterlegt, die anderen lila; die Kalzium-abhängigen Reaktionsschritte sind mit einem roten Punkt gekennzeichnet; weitere Erläuterungen siehe Text.

Gerinnungshemmer und Vitamin K

Thrombosegefährdete Menschen werden mit Arzneimitteln behandelt, die die Blutgerinnungszeit verlängern; schneidet man sich beispielsweise in den Finger, dauert es also länger, bis der Blutfluss stoppt. Im Volksmund spricht man oft davon, dass das Blut verdünnt werde. Das trifft den Sachverhalt zwar nicht genau, ist aber verständlich. Tatsächlich hemmen die sogenannten Cumarinderivate (Vitamin-K-Antagonisten) das Recycling von Vitamin K_1 (vgl. Kapitel *Rückgewinnung von Vitamin K im Vitamin-*

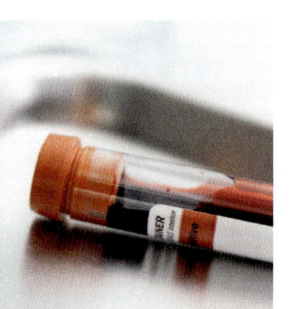

K-Epoxid-Zyklus). In der Folge verringert sich auch die Konzentration der von ihm abhängigen funktionstüchtigen Blutgerinnungsfaktoren.

Eine engmaschige Kontrolle des Gerinnungswertes (Quick-Wert, INR-Wert) ist unbedingte Voraussetzung für ein erfolgreiches Gerinnungsmanagement. Ähnlich wie die Blutzuckerkontrolle können Patienten das schon lange zu Hause in Eigenregie mit einem Messgerät und Teststreifen tun. So kann man seine Ernährung den Messwerten flexibel anpassen.

Auch wenn in erster Linie Vitamin K_1 die Blutgerinnung steuert, muss bedacht werden, dass auch Vitamin K_2 dies teilweise vermag. Durch die regelmäßige Kontrolle des Gerinnungswertes ist man als Patient aber schon bald in der Lage, selbst einschätzen zu können, was man sich leisten kann und vor welchen Lebensmitteln man sich besser hüten sollte.

Quick oder INR?

Es gibt zwei Messmethoden, um den Blutgerinnungsstatus zu bestimmen. Die ältere Methode wurde schon 1935 von Armand James Quick (1894–1978) an der Marquette University School of Medicine in Wisconsin entwickelt. Der nach ihm benannte Quick-Wert gibt in Prozent an, um wie viel man Norm-Plasma verdünnen muss, damit es die gleiche Gerinnungszeit hat wie das des untersuchten Patienten. Dabei beträgt der Normwert 100 Prozent, Gesunde können aber auch Werte von 70 Prozent aufweisen. Diese Methode ist nur noch teilweise in Deutschland gebräuchlich.

Heute hat sich die zuverlässigere „Internationale Normwerte Relativzahl" (INR, internationl normalized ratio) durchgesetzt.

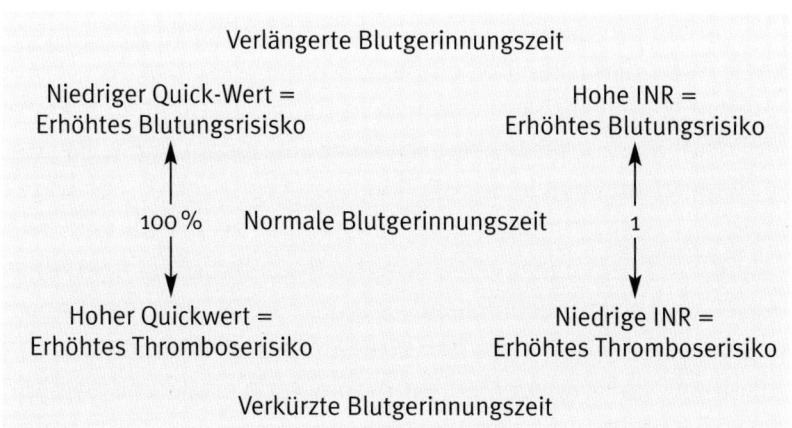

Grobe schematische Darstellung des Zusammenhangs zwischen INR bzw. Quick-werten und Blutgerinnungszeit. Je höher der Quick-Wert und je niedriger die INR sind, umso größer ist das Thromboserisiko. Je niedriger der Quick-Wert und je höher die INR sind, umso größer ist das Blutungsrisiko. Erwachsene haben Quick-werte zwischen 70 und 130 Prozent und eine INR von etwa 1.

Sie gibt an, um wie viel länger die Blutgerinnungszeit im Vergleich zu gesunden Menschen ist, die keine Gerinnungshemmer einnehmen. Der Normwert liegt bei 1.

Die Einstellung der Blutgerinnungszeit ist also ein zweischneidiges Schwert. Bei stark verkürzter Blutgerinnungszeit (niedrige INR / hoher Quickwert) steigt das Thromboserisiko, und bei verlängerter Blutgerinnungszeit (hohe INR / niedriger Quickwert) steigt das Blutungsrisiko. Deshalb wird für jeden Patienten ein individueller Zielwert festgelegt, der unter anderem vom Alter des Patienten, der Gesamtmedikation und der Erkrankung abhängt.

Ernährungsempfehlungen lassen zu wünschen übrig

Um die Wirkung gerinnungshemmender Medikamente nicht zu untergraben, müssen betroffene Patienten darauf achten, nicht zu viele Lebensmittel mit hohem Anteil an Vitamin K_1 zu essen (vgl. Drebing 2007). Da Vitamin K_2 kaum nachhaltig in das Gerinnungsgeschehen eingreift, kann es großzügiger behandelt werden, ohne es jedoch ganz außer Acht zu lassen (vgl. beispielsweise Schurgers et al. 2007b). Bedauerlich ist aber, dass einschlägige Übersichten und Ratgeber noch nicht oder allenfalls äußerst selten zwischen Vitamin K_1 und Vitamin K_2 unterscheiden. Das liegt daran, dass man gerade erst damit beginnt, die so grundlegend unterschiedlichen Hauptaufgaben dieses Vitaminpaares besser zu verstehen.

Bei der Interpretation der Empfehlungen kann man sich aber schon heute damit behelfen, indem man die Vitaminquelle näher betrachtet. Pflanzliche Lebensmittel sind eher Quellen für

Vitamin K_1, während Lebensmittel tierischen Ursprungs Vitamin K_2 liefern. Aber auch bakteriell fermentierte pflanzliche Lebensmittel wie Sauerkraut und Natto enthalten große Mengen von Letzterem.

Vor allem zu Beginn der Therapie, aber auch bei veränderten Lebensumständen (andere Essgewohnheiten, Stress, Medikamenteneinnahme, längere Reisen usw.) sollte man den Gerinnungsstatus engmaschiger als nur einmal wöchentlich kontrollieren. Es muss aber auch bedacht werden, dass der Gehalt an Vitamin K in Lebensmitteln beispielsweise saisonbedingt stark schwanken kann.

Besonders viel Vitamin K_1 (nicht Vitamin K_2!) ist in grünem Blattgemüse, Salat und Kohl enthalten. Aber auch Zwiebeln und Knoblauch enthalten große Mengen davon, vor allem getrocknet oder als Pulver.

Da eine lang andauernde Einnahme von Cumarinen (Gerinnungshemmer) Arterienverkalkung und Knochenverlust zur Folge haben kann, weil es auf Dauer auch zu einem Vitamin-K_2-Mangel kommt, ist es sogar empfehlenswert, darauf zu achten, dass diese Variante nicht zu kurz kommt. Auf die Einnahme eines Vitamin-K2-Präparates sollte nach neueren Erkenntnissen in diesem Fall jedoch verzichtet werden (Theuwissen et al. 2013).

Einige Menschen weisen eine genetisch bedingte Cumarinresistenz auf. Sie benötigen höhere Dosierungen des Medikaments.

Das Prinzip der medikamentösen Hemmung der Blutgerinnung wird übrigens auch bei Rattengift angewendet. Durch hohe Cumarin-Dosierungen werden in den Tieren tödliche Blutungen ausgelöst.

Pflanzliche Lebensmittel sind eher Quellen für Vitamin K_1, während Lebensmittel tierischen Ursprungs Vitamin K_2 liefern.

Osteoporose, Arteriosklerose und das Kalzium-Paradoxon

Zum Einstieg in das Hauptthema dieses Buches, der Steuerung der korrekten Einlagerung von Kalzium in Knochen und Zähne und dem Schutz vor Arterienverkalkung durch Vitamin K_2, wollen wir kurz ein Phänomen betrachten, das erst jüngst große wissenschaftliche Aufmerksamkeit erregte.

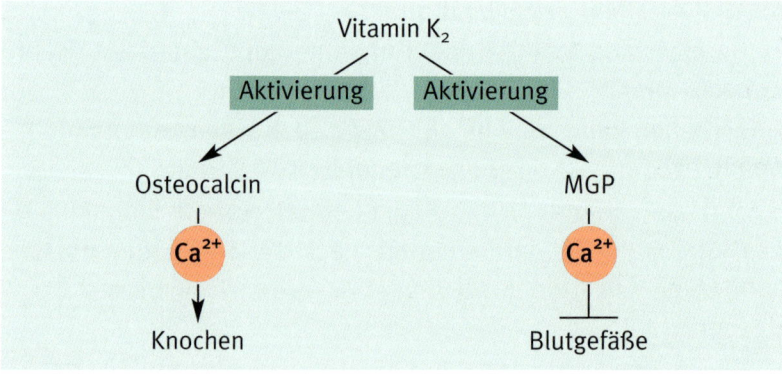

Durch Vitamin-K_2-aktiviertes Osteocalcin wird Kalzium korrekt in Knochen eingelagert und durch Vitamin-K_2-aktiviertes MGP wird die Einlagerung von Kalzium in Gefäße verhindert.

Es gibt wohl niemanden, dem nicht bewusst wäre, wie wichtig Kalzium für einen gesunden Knochenbau ist. Nicht von ungefähr kaufen Frauen jenseits der Wechseljahre jährlich Tonnen von

Kalziumpräparaten, um einer Osteoporose vorzubeugen. Genau bei diesen Frauen hat man nun Erschreckendes festgestellt: Unabhängig von der eingenommenen Menge an Kalzium steigt bei ihnen das Risiko für Atherosklerose und Herzinfarkt (Reid et al. 2010, Kidd 2010, Bolland et al. 2011 und Reid 2013)

Mit unserem Wissen über das Zusammenspiel der beiden Vitamin-K_2-abhängigen Proteine Osteocalcin und MGP liegt die Erklärung für diesen paradoxen Effekt auf der Hand: Es nützt nämlich gar nichts, dem Körper Kalzium zuzuführen, ohne gleichzeitig diese beiden Proteine zu aktivieren, die darüber wachen, dass der Kalziumeinbau an der richtigen Stelle erfolgt. Im Gegenteil, mangelt es an Vitamin K_2, bleiben Osteocalcin und MGP weitgehend inaktiv und Kalzium „irrt" gewissermaßen unbeaufsichtigt im Körper umher und wird ungesteuert an falschen Orten eingelagert. Da nützt es auch nichts, wenn man zusätzlich Vitamin D einnimmt, um die Aufnahme von Kalzium in den Körper zu sichern.

> Es nützt nichts, dem Körper Kalzium zuzuführen, ohne gleichzeitig die korrekte Verteilung sicherzustellen.

Dazu passt auch die Tatsache, dass Frauen jenseits der Wechseljahre mit verkalkten Arterien sieben Prozent weniger Knochenmasse haben als andere. Zugleich geht damit ein geringerer Vitamin-K-Status einher (Jie et al. 1996), der auf eine geringere Aufnahme von Vitamin K mit der Nahrung zurückzuführen ist (Jie et al. 1995).

Da vor allem alte Menschen häufig chronisch mit Vitamin K_2 unterversorgt sind, gefährdet man durch diese Kalziumpräparate möglicherweise sogar die Gesundheit, statt sie zu fördern. Wer also Vitamin D und / oder Kalziumpräparate einnimmt, muss konsequenterweise unbedingt dafür sorgen, auch ausreichend mit Vitamin K_2 versorgt zu sein. Wie eng Vitamin K_2, Vitamin D und Kalzium zusammenarbeiten, ist in der folgenden Grafik dargestellt.

Sowohl Vitamin D als auch Vitamin K_2 sind für das Kalzium-gleichgewicht (Homöostase) wichtig. Vitamin D fördert die Aufnahme von Kalzium in den Körper und die Bildung von Osteocalcin. Vitamin K_2 steuert den Einbau von Kalzium in Knochen, indem es u. a. Osteocalcin aktiviert. Diese Zusammenhänge gelten sinngemäß auch für MGP, nur dass in dem Fall die Kalziumeinlagerung in Weichgewebe verhindert wird.

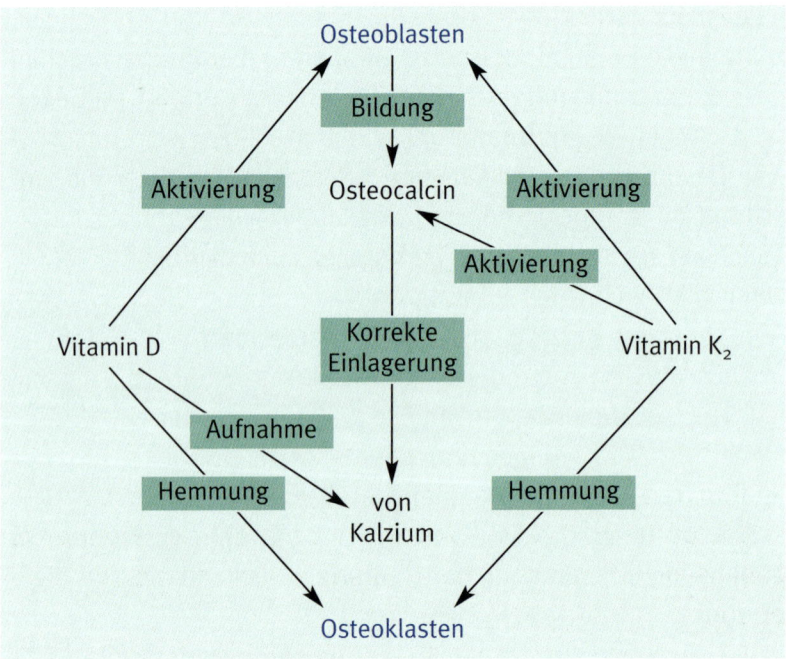

Vitamin D sorgt für die Aufnahme von Kalzium in den Körper, regt die Osteoblasten an und hemmt die Osteoklasten. Vitamin K2 steuert die korrekte Einlagerung von Kalzium in die Knochen, regt die Osteoblasten an, aktiviert Osteocalcin und hemmt die Osteoklasten.

Bei einem gesunden jungen Menschen liegt ein ausgeglichener Kalziumhaushalt vor. Die Zusammenhänge zwischen der täglichen Aufnahme und Ausscheidung sowie dem Austausch von Kalzium sind in der folgenden Grafik grob dargestellt (nach Carmona 2004).

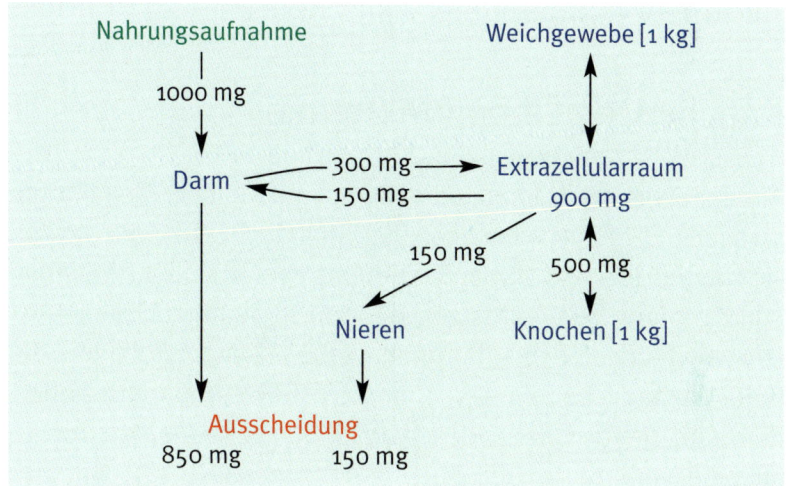

Die Bedeutung von Vitamin K für die Knochengesundheit wurde übrigens schon 2009 von der Europäischen Behörde für Lebensmittelsicherheit (EFSA) erkannt und anerkannt (EFSA 2009).

Die Bedeutung von Vitamin K_2 für gesunde Knochen

Knochen sind lebende Organe

Anders als gemeinhin angenommen, sind Knochen keine toten statischen Gebilde. Knochen sind lebende Organe, die sich im ständigen Auf- und Abbau beziehungsweise Umbau befinden (vgl. Carmona 2004). Das geschieht nach heutigen Erkenntnissen vorwiegend nachts. Dadurch werden kleinere Schäden, die durch die tägliche Beanspruchung entstehen, repariert. Außerdem wird die Form der Knochen durch den permanenten Umbau an eine veränderte Beanspruchung angepasst. Wie gut der

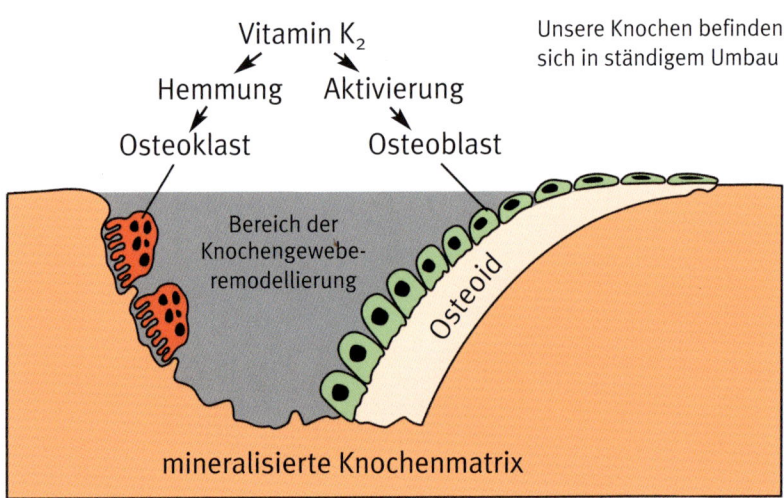

Vitamin K_2

Hemmung   Aktivierung

Osteoklast   Osteoblast

Bereich der Knochengewebe-remodellierung

Osteoid

mineralisierte Knochenmatrix

Unsere Knochen befinden sich in ständigem Umbau

Reparaturmechanismus funktioniert, kennen wir von der normalerweise raschen vollständigen Heilung eines Knochenbruchs. Wie anfällig Knochen jedoch auch für Fehlbildungen sind, machen beispielsweise die Deformierungen bei Rachitis (VitaminD-Mangel) oder rheumatoider Arthritis deutlich. Bei Letzterer verändern sich die Gelenke, indem Knochenmaterial abgebaut wird und Knorpel verknöchert.

An dem Auf-, Ab- und Umbau unserer Knochen sind unter anderem drei Zellformen beteiligt. Zunächst wandern knochenabbauende Zellen, die Osteoklasten (griechisch *osteo* = Knochen, *klastein* = zerbrechen), mithilfe von Enzymen in die Knochenmatrix ein. Sie lösen die Knochensubstanz auf (Osteolyse) und es bilden sich kleine Grübchen. Nach einer Weile sterben diese Osteoklasten durch programmierten Zelltod (Apoptose) ab und knochenbildende Zellen, die Osteoblasten (griechisch blastos = der Keim) beginnen mit der Bildung von neuem Knochengerüst aus Kollagen. Die Osteoblasten produzieren das VitaminK$_2$-abhängige Osteocalcin, das bis zu zwei Prozent der nicht kollagenen Knochenmatrix ausmacht. Durch Vitamin-K$_2$-aktiviertes Osteocalcin lagert nun Kalzium in Form von Hydroxylapatit in das noch weiche Osteoid ein und es entsteht neuer Knochen. Die Osteoblasten werden regelrecht in den Knochen eingemauert und entwickeln sich zu Knochenzellen (Osteozyten), deren Funktion noch nicht aufgeklärt ist. Vermutlich ist es ihre Aufgabe, den weiteren Knochenumbau zu kontrollieren.

Außer der Aktivierung von Osteocalcin stimuliert Vitamin K$_2$ auch die Osteoblasten, während es die Osteoklasten hemmt.

Neben der Stützfunktion haben Knochen viele weitere Aufgaben. Sie sind zum Beispiel Kalzium- und Phosphatspeicher, die dem Körper die beiden Stoffe bei Bedarf sehr schnell zur Verfügung stellen können. Bei unserem Thema steht das Kalzium im Vordergrund.

Ein ausgewogenes Gleichgewicht von Auf- und Abbau ist wichtig

Normalerweise werden unsere bis zu etwa 212 Knochen innerhalb von sieben bis zehn Jahren komplett erneuert. Geraten Knochenaufbau und Knochenabbau aus dem Gleichgewicht, kommt es zu einem Knochenschwund, wie bei der Osteoporose, zu einer Knochenwucherung (Hyperostose) oder den schon erwähnten Deformationen. Bei Kindern und Jugendlichen überwiegt die Knochenneubildung, beim gesunden Erwachsenen ist sie im Gleichgewicht mit dem Knochenabbau und mit zunehmendem Alter (bei Frauen nach der Menopause) überwiegt der Knochenabbau. Eine schwerwiegende und weitverbreitete Folge ist die Osteoporose.

Osteoporose – jede(r) Dritte kann betroffen sein

Ein uns allen bekanntes Beispiel dafür, dass der Knochenbau massiv aus dem Gleichgewicht gerät, ist die Osteoporose (Knochenschwund), deren Auftreten genetisch, hormonell und durch die Nahrung beeinflusst wird. Die Zahlen über die Häufigkeit des Auftretens schwanken zwar, aber man kann davon ausgehen, dass ungefähr jede dritte Frau nach der Menopause eine behandlungsbedürftige Osteoporose entwickelt. Bei dieser Krankheit nimmt die Knochenmineraldichte (BMD, *Bone Mineral Density*) stark ab, das Knochengewebe wird dünner und die Knochen werden porös und brüchig. Daraus folgt ein erhöhtes Risiko für Knochenbrüche. Zwar ist das gesamte Skelett betroffen, aber am häufigsten kommen Wirbeleinbrüche (Zusammensacken von Wirbeln mit der Folge eines gekrümmten Gangs und Größenverlust) und Brüche des Oberschenkelknochens, der Speichen des Handgelenks, des Oberarmkopfs und des Beckens vor.

Bei Osteoporose denkt man zwar meist an Frauen, aber auch Männer bleiben nicht davon verschont. Im Alter von über 70 Jahren ist ebenfalls etwa jeder Dritte betroffen. Ist es einmal zu einem Knochenbruch gekommen, heilt er bei Osteoporosepatienten nur schlecht ab, und es folgen oft Immobilität, Verlust der Eigenständigkeit und der Lebensqualität und schließlich Tod. Dreiviertel der Patienten mit einer Hüftfraktur erreichen nicht mehr ihre frühere Eigenständigkeit und bis zu einem Drittel stirbt innerhalb eines Jahres.

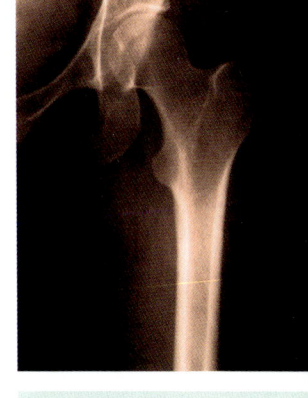

Vitamin K_2 verbessert den Knochenbau.

Neben der Dramatik für Betroffene hat das Krankheitsbild auch bedeutende volkswirtschaftliche Folgen. Man schätzt, dass Osteoporose in Europa Jahreskosten von fast dreieinhalb Milliarden Euro verursacht (vgl. Heiss et al. 2008). Zudem haben die herkömmlichen Arzneimittel zur Behandlung einer Osteoporose teils schwere Nebenwirkungen wie die Nekrose des Kieferknochens und – paradoxerweise – ein erhöhtes Knochenbruchrisiko.

Bevölkerungsstudien (epidemiologische Studien)

Nachdem Osteocalcin als erstes Vitamin-K-abhängiges Protein entdeckt worden war, das nicht für die Blutgerinnung zuständig ist (Hauschka et al. 1975), begann die Wissenschaft schnell mit der Untersuchung der Zusammenhänge. Mittlerweile gibt es eine Fülle von Arbeiten, die einen positiven Zusammenhang zwischen der Aufnahme von Vitamin K_2 beziehungsweise dem Vitamin-K_2-Status und gesunden Knochen belegen, nicht aber für Vitamin K_1. Die Tatsache, dass ein Unterschied für beide Varianten noch kürzlich bezweifelt wurde (vgl. Bügel 2008), lässt sich wieder damit erklären, dass die kritisch bewerteten Arbeiten meist nicht oder nicht genügend zwischen Vitamin K_1 und Vitamin K_2 unterscheiden. Darauf ist auch teilweise zurückzuführen, dass die Studienergebnisse nicht immer eindeutig sind. Zunehmend mehr positive Ergebnisse sind eher eindeutig in den Arbeiten zu finden, die sich ausdrücklich auf Vitamin K_2 beziehen. Mehrere Studien, in denen der Effekt von Vitamin K_1 auf Knochenschwund und Knochenbrüche getestet wurde, verliefen hingegen negativ (Truong und Booth 2011).

In zahlreichen Studien wurde festgestellt, dass ein hoher bzw. regelmäßiger Natto-Verzehr* die Anfälligkeit für Hüftgelenksfrakturen verringert. Selbst der gelegentliche Verzehr von Natto erhöht merklich den Gehalt an MK-7 und aktiviertem Osteocalcin (Ikeda et al. 2000, Kaneki et al. 2001, Yeagashi et al. 2008 und Orimo et al 2009).

In Japan behandelt man Osteoporose inzwischen auch konsequenterweise mit 45 Milligramm Vitamin K_2 (MK-4) pro Tag. Tatsächlich ist ein Vitamin-K_2-Mangel eng mit einer geringen Mineraldichte der Knochen (BMD) und einer erhöhten Knochenbruchrate verbunden. Die Gabe von Vitamin K_2 verbessert den Knochenbau und senkt den Gehalt des inaktiven Serum-Osteocalcins (ucOC).

---

* Zu Natto, einem aus fermentierten Sojabohnen hergestellten Gericht mit hohem Anteil an Vitamin K_2 (MK-7) vgl. Kapitel *Lebensmittel als Quelle von Vitamin K₂*.

Gemäß der Auswertung zweier großer Bevölkerungsstudien (epidemiologische Studien), der *Framingham Heart Study* und der *Nurses Health Study*, gibt es offenbar auch einen Zusammenhang zwischen erhöhter Vitamin-K_1-Aufnahme (Phyllochinon) und vermindertem Risiko für Hüftfrakturen, aber keinen Zusammenhang zur Knochenmineralisierungsdichte (BMD) (Bügel 2008). Dabei wurde die aufgenommene Menge Vitamin K theoretisch aus Nahrungsfragebögen ermittelt. Problematisch ist allerdings, dass die Autorin nicht konsequent zwischen Vitamin K_1 und Vitamin K_2 unterscheidet, das erschwert die Interpretation der Ergebnisse.

Frauen im Alter zwischen 38 und 79 Jahren, die täglich weniger als 109 Mikrogramm Vitamin K_1 aufnehmen, haben demnach beispielsweise ein dreißig Prozent höheres Risiko für einen Hüftbruch als andere Frauen (vgl. *Nurses Health Study*).

Die Analyse der *Framingham*-Studie ergab für ältere Männer und Frauen 65 Prozent weniger Hüftbrüche durch hohe Aufnahmemengen an Vitamin K (254 Mikrogramm pro Tag gegenüber 56 Mikrogramm). Ebenfalls wurde festgestellt, dass die Plasmakonzentration an Vitamin K_1 im umgekehrten Verhältnis zu inaktivem Osteocalcin stand. Frauen, die täglich weniger als 70 Mikrogramm Vitamin K_1 aufnahmen, hatten eine niedrige Knochendichte. Diesem Effekt lässt sich bei Frauen nach den Wechseljahren offenbar durch die Einnahme von Östrogenpräparaten entgegenwirken. Die Aussagen über einen Zusammenhang zwischen der Aufnahme von Vitamin K_1 und der Knochendichte bei Männern sind leider nicht eindeutig.

Vorher-Nachher-Studien (Interventionsstudien)

Immer mehr Studien geben Hinweise darauf, dass Vitamin K_2 dem Knochenschwund älterer Menschen nachhaltig entgegenwirkt. Das wurde beispielsweise wissenschaftlich in einer randomisierten doppelblind-placebokontrollierten Studie bei Frauen im Alter zwischen 55 und 65 Jahren nachgewiesen (Knapen et al. 2013). 120 Teilnehmerinnen dieser Studie (Verumgruppe) nahmen drei Jahre lang täglich ein Präparat mit 180 Mikrogramm Vitamin K_2 (aus Natto gewonnenes MK-7) ein, während eine Kontrollgruppe von 124 Frauen ein Placebo einnahm.

Schon nach einem Jahr wurden enorme Verbesserungen in der Verumgruppe festgestellt. Einerseits wurde der Vitamin-K-Status signifikant verbessert, indem der Gehalt an uncarboxyliertem (inaktivem) Osteocalcin im Plasma um die Hälfte gesenkt und der an carboxyliertem (aktiviertem) Osteocalcin um 17 Prozent erhöht wurde. Andererseits wurde die altersbedingte Abnahme der Mineraldichte (BMD) und des Mineralgehalts (BMC) des Oberschenkelhalsknochens signifikant verlangsamt. Der Knochen wurde also nachhaltig gefestigt.

Aber auch für Vitamin K_1 ist bekannt, dass es das Knochenbruchrisiko verringern und, zusammen mit Vitamin D eingenommen, den Gehalt an inaktivem Osteocalcin innerhalb eines Jahres auf das Niveau von jüngeren Frauen senken kann (vgl. Bügel 2008). Auf den Knochenbau scheint Vitamin K_1 hingegen keinen Einfluss zu haben.

Japanerinnen sind im Vorteil

Zumindest ein Teil japanischer Frauen ist bezüglich der Osteo-
porose im Vorteil, nämlich all jene, die regelmäßig Natto essen.
Das wurde in mehreren wissenschaftlichen Studien festgestellt.
Demnach gibt es einen erwiesenen Zusammenhang zwischen
hohem Natto-Verzehr und verringerter Osteoporoseneigung
sowie weniger Hüftgelenksfrakturen bei japanischen Frauen
(Tsukamoto et al 2000, Kaneki et al. 2001, Ikeda et al. 2006 und
Yaegashi et al. 2008).

   Die Wissenschaftler stellten fest, dass in Regionen, in denen
traditionell viel Natto gegessen wird, im Vergleich zu Regionen,
in denen das nicht der Fall ist, statistisch signifikant seltener
Hüftgelenksfrakturen bei Frauen auftreten. Der Nattoverzehr
spiegelt sich direkt in der Serumkonzentration an Vitamin K$_2$
(MK-7) wider. Frauen in Tokio (hoher Nattoverzehr) wiesen
durchschnittlich 5,26 Nanogramm Vitamin K$_2$ pro Milliliter Serum
auf, während es bei Frauen in Hiroshima (kaum bis kein Natto-
verzehr) nur 1,22 Nanogramm waren. Bei Britinnen wurden
sogar nur 0,37 Nanogramm gemessen (Kaneki et al. 2001).

Osteoporosetherapie vernachlässigt noch immer Vitamin K$_2$

Zur klassischen Behandlung einer Osteoporose gehört bei uns meist die Verordnung von Kalzium- und
Vitamin-D-Präparaten, fluoridhaltigen Arzneimitteln, Calcitonin und Biphosphat. Bei Frauen jenseits

Der korrekte
Einbau von Kalzium
in die Knochen und
das Verhindern der
Ablagerung in den
Arterien wird von den
beiden Vitamin-K$_2$-
abhängigen Proteinen
Osteocalcin und MGP
garantiert.

der Menopause wird auch Östrogen verordnet. Hinsichtlich der Ernährung werden Lebensmittel empfohlen, die reich an Kalzium und arm an Phosphat sind. Dabei wird ein Gramm Kalzium pro Tag empfohlen. Zugleich sollen koffeinhaltige Getränke und Fleisch weitgehend vermieden sowie auf Alkohol und Nikotin verzichtet werden. Durch regelmäßige Bewegung wird die Mineralisierung der Knochen unterstützt und das Entfernen von Stolperfallen reduziert das Knochenbruchrisiko durch Stürze.

Was man im klassischen Behandlungsregime noch nicht findet, sind Empfehlungen für Vitamin K_2. Das dürfte aber nur eine Frage der Zeit sein. Über kurz oder lang wird sich die Erkenntnis durchsetzen, dass die Aufnahme von Kalzium alleine nicht genügt, sondern gleichzeitig der korrekte Einbau in die Knochen und das Verhindern der Ablagerung in die Arterien beachtet werden müssen. Das wird von den beiden Vitamin-K_2-abhängigen Proteinen Osteocalcin und MGP garantiert (vgl. Kapitel *Osteoporose, Arteriosklerose und das Kalzium-Paradoxon).*

Vor allem für Menachinon-7 (Vitamin K_2) konnte eine stimulierende Wirkung auf die Knochenbildung durch Osteoblasten und eine hemmende Wirkung auf den Knochenabbau durch Osteoklasten (Iwamoto et al 2006, vgl. auch Heiss et al. 2008) sowie eine Verringerung von Hüftfrakturen (Kaneki et al. 2001) nachgewiesen werden. Auf Vitamin K_1 trifft das hingegen nicht zu (Vestergard et al. 2006).

Der Vollständigkeit halber sei aber erwähnt, dass eine norwegische Bevölkerungsstudie, die *Hordaland Health Study*, einen Zusammenhang zwischen niedriger Einnahme von Vitamin K_1 und erhöhter Rate von Hüftfrakturen erbrachte, aber nicht für Vitamin K_2 (Apalset et al. 2011).

Die Bedeutung von Vitamin K$_2$ für die Zahngesundheit

Während die Bedeutung von Vitamin K$_2$ für gesunde Knochen und Gefäße sowie für diverse Stoffwechselvorgänge intensiv erforscht wird, ist seine Bedeutung für die Zahngesundheit ein Stiefkind moderner Forschung. Wir können aber auf die umfangreichen systematischen Studien von Weston Price zurückgreifen (Price 1945).

Auch Zähne sind quicklebendig

Dass Zähne voller Leben stecken, weiß jeder, seit sie oder er zum ersten Mal Zahnschmerzen hatte. Unsere Zähne bestehen nämlich im Kern aus der inneren Pulpa, die von Blutgefäßen und Nerven durchzogen ist. Die weiche Pulpa ist eingebettet in eine harte Schicht, das Dentin. Dieses Dentin hat Ähnlichkeit mit unseren Knochen. Es besteht aus einer verkalkten Matrix. Der

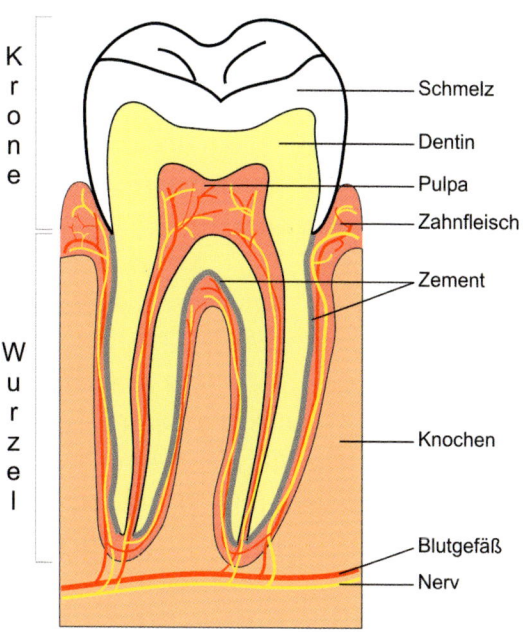

Krone

Wurzel

Schmelz

Dentin

Pulpa

Zahnfleisch

Zement

Knochen

Blutgefäß

Nerv

obere Teil der Zähne, die aus dem Zahnfleisch herausragende Krone, ist von Zahnschmelz umhüllt, während die Wurzeln von einer dünnen Schicht Zahnzement umgeben sind.

Dentin, Zahnzement und Zahnschmelz sind verkalkte, harte Gewebe. Ähnlich wie die Knochensubstanz, so wird auch das Dentin ständig neu gebildet. Dafür sind Odontoblasten in der Grenzschicht zwischen Pulpa und Dentin zuständig, ähnlich wie die Osteoblasten der Knochen. Analog zu den Osteoklasten im Knochen gibt es im Zahn auch Odontoklasten, die das Dentin abbauen können und beispielsweise beim Zahnwechsel die Wurzeln auflösen.

Im Dentin befinden sich zudem die beiden Vitamin-K$_2$-abhängigen Proteine Osteocalcin und MGP, deren Aufgabe es ist, die korrekte Einlagerung von Kalzium in die Zähne zu steuern. Daraus kann man die Wichtigkeit von Vitamin K$_2$ für gesunde Zähne herleiten. Wenden wir uns nun aber wieder Price zu, der ausführlich die Bedeutung von Vitamin K$_2$ (er nannte es noch Aktivator X) für gesunde Zähne untersucht hat.

Mit einem Butteröl-Lebertran-Gemisch, das einen hohen Anteil Vitamin K$_2$ (Aktivator X) enthielt, stoppte und heilte Price Karies.

Wie überall in unserem Körper, so gehört eine natürliche Bakterienflora auch zu unserem Mund und zu den Zähnen. Das Problem ist jedoch, dass wir es Bakterien heute durch unsere wenig ursprüngliche Ernährung mit allzu vielen industriell bearbeiteten Lebensmitteln sowie zu viel Zucker und Stärke usw. allzu leicht machen, den Zahnschmelz durch die von ihnen produzierten Säuren zu zerstören und sich durch die Dentinschicht in die Pulpa hineinzufressen. Dadurch entstehen dann Entzündungen und Karies. Über die Pulpa können die Bakterien sogar in den Blutkreislauf gelangen und andere Organe angreifen und schädigen. So ist Parodontose beispielsweise mit tödlicher koronarer Herzkrankheit und Schlaganfall assoziiert (Genco et al. 2002). Deshalb sind eine gute Zahnhygiene und eine ausreichende Versorgung mit Vitamin K_2 nicht nur eine Frage der Zahngesundheit.

Price stellte in den 1930er-Jahren an historischen Schädelfunden fest, dass deren Gebisse im Vergleich zu solchen seiner Zeit kaum Karies aufwiesen. Er schloss daraus, dass die Nahrung früherer Generationen eine Substanz enthalten haben muss, die modernen Generationen fehlt. Auf seiner Suche nach dieser Substanz stieß er auf einen neuen vitaminähnlichen, fettlöslichen Stoff, den er „Aktivator X" nannte (Price 1945).

	Früh	Modern
Schweizer	4,6	29,8
Gaelen	1,2	30,0
Eskimos	0,09	13,0
Nord-Indianer	0,16	21,5
Seminol-Indianer	4,00	40,0
Melanesier	0,38	29,0
Polynesier	0,32	21,9
Afrikaner	0,2	6,8
Aborigines (Australien)	0,00	70,9
Maori (Neuseeland)	0,01	55,3
Malaien	0,09	20,6
Peruaner (Küste)	0,04	40,0 und mehr
Indianer (hohe Anden)	0,00	40,0 und mehr
Indianer (Amazonasdschungel)	0,00	40,0 und mehr

Prozent kariesbefallener Zähne in frühen (mit natürlicher Ernährung) und in modernen Bevölkerungsgruppen (mit stark verarbeiteten Lebensmitteln)

Er hat überhaupt nicht gebohrt

Zur Behandlung von Karies stellte Price aus Butter ein mit dem Aktivator X angereichertes Öl her. Dabei verwendete er bevorzugt Butter aus Milch von Kühen, die mit schnell wachsendem grünem Gras gefüttert worden waren.

„Eine einfache Methode, diese Butter herzustellen, besteht darin, sie zu schmelzen und dann 24 Stunden lang bei einer Temperatur von 70 °F (21,1 °C) abkühlen zu lassen. Durch anschließendes Zentrifugieren erhält man ein Öl, das bei Raumtemperatur flüssig bleibt. Wenn dieses Butteröl zum gleichen Teil mit Lebertran gemischt wird, der sehr vitaminreich ist, erhält man ein Produkt, das wirksamer ist als jedes einzelne für sich." (Price 1945).

Mit diesem Butteröl-Lebertran-Gemisch, das einen hohen Anteil Vitamin K₂ (Aktivator X) enthielt, gelang es ihm sogar, in den meisten Fällen auf das gefürchtete Bohren und das Füllen kariöser Zähne zu verzichten. Er stoppte und heilte damit Karies. Durch die Neubildung von mineralisiertem Dentin wurden die Karieslöcher auf natürliche Weise versiegelt (Price 1938 und Price 1945).

Price beobachtete nicht nur, sondern führte auch ganz gezielt Studien durch. So verordnete er 27 Kindern aus armen Familien mit ausgeprägter Zahnkaries täglich mittags einen Teelöffel seines Spezialgemischs. Nach sieben Monaten war bei fast allen Versuchspersonen eine vollständige Besserung der Karies erzielt worden. Bei vielen bedurfte es nicht einmal mehr einer Füllung der Löcher und bei allen hatte sich eine harte amorphe Oberflächenschicht gebildet.

Zusätzlich zu dem Butteröl und dem Lebertran hatten die Kinder mittags auch eine gesunde Mahlzeit verzehrt. Während zu Hause Süßes, Weißmehl und Pflanzenfett vorherrschten, bekamen sie beispielsweise Tomaten- oder Orangensaft, Knochenmark-Fleischbrühe, Gemüse (sehr gelbe Karotten), frische Vollmilch und Fleisch oder Fisch.

Interessant ist auch ein Einzelfallbericht: Ein vierzehnjähriges Mädchen hatte alle vier ersten dauerhaften Backenzähne verloren und ihr Zahnarzt wollte ihr alle Zähne ziehen und durch zwei Zahnprothesen ersetzen. Sie hatte nämlich 42 offene Löcher in 24 Zähnen und zusätzlich einige Füllungen. Die Patientin bekam dreimal täglich etwa einen halben Teelöffel hoch dosiertes Vitamin A sowie mit Aktivator X hoch angereichertes Butteröl, gemischt mit dem gleichen Anteil an natürlichem, vitaminangereicherten Lebertran. Nach sieben Monaten war die Kariesentwicklung gestoppt und es waren nur zwei bis drei vorübergehende Füllungen nötig geworden. Alle Zähne konnten erhalten bleiben.

Price hatte sogar beobachtet, dass Naturvölker, die gar keine Zahnhygiene kannten, trotzdem keine Karies entwickelten.

Speicheldrüsen enthalten nach der Bauchspeicheldrüse die höchste Konzentration an Vitamin K_2. Selbst wenn man Ratten nur mit Vitamin K_1 füttert, ist mehr Vitamin K_2 in ihren Speicheldrüsen zu finden als K_1 (Thijssen und Drittij-Reijnders 1994). Die Aufgabe von Vitamin K_2 besteht unter anderem darin, die beiden Vitamin-K_2-abhängigen Proteine MGP und Osteocalcin zu aktivieren, damit die korrekte Einlagerung von Kalzium in die Zähne sichergestellt ist.

In einem Experiment stellte Price fest, dass Speichel von Patienten mit Karies in der Lage ist, Knochenmehl und Zahnsplitter zu entmineralisieren. Nach der Behandlung mit Vitamin-K_2-haltigem Butteröl wurde Kalzium aus dem Speichel derselben Patienten jedoch in das Knochen- und Zahnmaterial eingelagert.

Gemäß der Triage-Theorie (vgl. Kapitel *Vitamin K im Alter – Verteilung nach Wichtigkeit – die Triage-Theorie*) dürfte Vitamin

K$_2$ während des Wachstumsschubs von Jugendlichen vorrangig für den Knochenbau verwendet werden. Liegt eine Unterversorgung vor, leiden die Zähne am ehesten darunter. Und tatsächlich tritt Karies ja vorwiegend gehäuft in jungen Jahren auf. Ein Grund mehr dafür, dass Kinder und Jugendliche nicht nur auf eine sorgsame Mundhygiene, sondern auch eine an Vitamin K$_2$ reiche Ernährung denken sollten.

Das gilt allerdings schon für werdende Mütter. Da die Zähne, auch die bleibenden, schon im Mutterleib angelegt werden, ist für ihre korrekte Ausbildung, genauso wie für die Knochen-

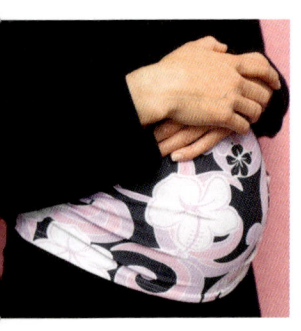

bildung des Föten, eine ausreichende Versorgung mit Vitamin K$_2$ wichtig. Auch der Zahnschmelz wird schon im Mutterleib in sogenannten Zahnsäckchen gebildet und später nicht erneuert. Beim Durchbruch der bleibenden Zähne wird die Zahnschmelzproduktion komplett eingestellt. Kommt es später zu Schäden, können diese von weniger robustem Sekundärdentin repariert werden. Das war ganz offensichtlich auch bei den mit Vitamin-K$_2$-reichem Butteröl behandelten Patienten von Price passiert.

Auch andere Forscher seiner Zeit wussten schon um die Bedeutung der richtigen Ernährung für gesunde Zähne, insbesondere von Vitamin D und Kalzium (Mellanby und Pattison 1932), während Price bereits indirekt Vitamin K$_2$ (als Aktivator X) ins Spiel brachte. Wie nahe man damals beieinander war und dennoch weit entfernt voneinander, zeigt ein Satz aus der Rede Dams 1946 anlässlich der Nobelpreisverleihung an ihn: Er betonte, dass es unwahrscheinlich sei, dass Vitamin K als solches eine Rolle bei der Kariesprophylaxe spiele. Hinsichtlich Vitamin K$_1$ hatte er recht, hinsichtlich Vitamin K$_2$ lag er jedoch völlig falsch, wie wir heute wissen.

Vitamin K_2 und Herzgesundheit

Etwa jeder sechste Todesfall geht bei uns auf eine koronare Herzkrankheit (KHK) oder einen Herzinfarkt zurück, und insgesamt sterben in Europa jährlich viereinhalb Millionen Menschen infolge einer kardiovaskulären Krankheit. In der Schulmedizin hält man eine KHK für chronisch fortschreitend und nicht heilbar. Seit Neuestem weiß man aber, dass Vitamin K_2 nicht nur vor der gefürchteten Verkalkung der Herzgefäße schützen, sondern Kalziumeinlagerungen sogar teilweise wieder rückgängig machen kann! Bisher wurde Vitamin K_2 beziehungsweise die chronische Unterversorgung damit jedoch noch nicht als Risikofaktor für KHK in Erwägung gezogen, dafür aber die Rolle von Cholesterin allzu oft weit überbewertet. Das wird sich vermutlich in den nächsten Jahren mit zunehmendem Erkenntnisgewinn ändern.

Während Vitamin K_2 die Verkalkung der Gefäße verringert, trifft das auf Vitamin K_1 nicht zu (Beulens et al. 2009). Auch das Risiko, eine koronare Herzkrankheit zu erleiden, wird durch Vitamin K_2 (vorwiegend MK-7 bis MK-9) signifikant verringert, nicht aber durch Vitamin K_1 (Gast et al. 2009).

Arteriosklerose – Atherosklerose – Arterienverkalkung

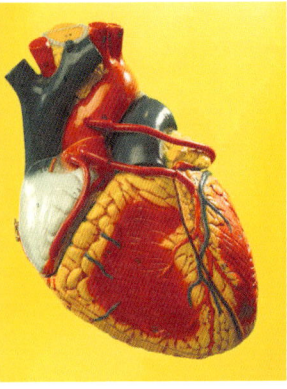

Ursache für eine KHK ist meistens eine Arterienverkalkung (Arteriosklerose). Diese Verengung der Blutgefäße entwickelt sich ganz allmählich. Durch Ablagerungen in die Wand verliert das Gefäß an Elastizität und durch die Abnahme des Durchmessers kann weniger Blut transportiert werden. Das führt zu Sauerstoffmangel im Herzen, was eine Herzinsuffizienz zur Folge hat. Oft macht sich eine KHK durch Brustenge (Angina pectoris) bemerkbar. Es können Herzrhythmusstörungen folgen, anschließend Herzinfarkt und plötzlicher Herztod. Oft bleibt eine KHK aber auch unerkannt und macht sich erst durch einen Herzinfarkt bemerkbar, der in der Hälfte der Fälle tödlich verläuft.

Während Vitamin K_2 die Gefäßverkalkung und das Risiko einer koronaren Herzkrankheit verringert, trifft das auf Vitamin K_1 nicht zu.

Es gibt wohl nur wenige medizinische Fachgebiete, auf denen mehr geforscht wird als zur KHK und ihren Ursachen. Trotzdem ist es bis heute nicht gelungen, die Entstehung einer Arterienverkalkung gänzlich aufzuklären. Sicher ist, dass es sich um einen hochkomplexen Vorgang handelt, an dem auch der Einbau von Kalzium mit etwa zwanzig Prozent beteiligt ist. Dabei unterscheidet man zwischen der Verkalkung der inneren Gefäßwand (Intima) bei der Atherosklerose und der Verkalkung der mittleren Gefäßwand (Media) bei der Arteriosklerose. Im allgemeinen Sprachgebrauch werden die Begriffe aber oft synonym gebraucht.*

---

* Mit Arteriosklerose ist oft auch eher die altersbedingte Verhärtung von Arterien gemeint, während der Begriff Atherosklerose den Krankheitsprozess in den Vordergrund stellt.

Beide treten auf, wenn MPG aus Mangel an Vitamin K_2 nicht aktiviert wird. Dabei gibt es einen direkten Zusammenhang zwischen einem niedrigen Spiegel an aktiviertem MPG, einem Mangel an Vitamin K_2 und einem starken Verkalkungsgrad der Herzarterien (Jono et al. 2004).

Der Kalziumeinbau in die atherosklerotischen Plaques der Gefäßwände ist ein aktiver Prozess, ähnlich der Knochenbildung. Deshalb ist die Arterienverkalkung auch unabhängig von der Menge des eingenommenen Kalziums. Verhindert wird das durch das Vitamin-K_2-abhängige Protein MGP. MGP ist aber nicht nur in der Lage, Gefäße vor der Einlagerung von Kalzium zu schützen. Es kann auch aktiv Kalziumionen aus bestehenden Plaques wieder entfernen, das ergab eine Studie mit Ratten. Durch Vitamin-K_2-reiche Nahrung ließ sich der Kalziumgehalt in den Plaques innerhalb von sechs Wochen um 37 Prozent reduzieren (Schurgers et al 2007a).

Das Vitamin-K_2-abhängige MGP befindet sich in den glatten Muskelzellen der Blutgefäße, die bei der Verkalkung der Herzkranzgefäße eine Rolle spielen. Bei Mäusen, denen das Gen für MGP fehlt, verkalkt die Aorta sehr rasch, sodass die Tiere im Alter von zwei Monaten sterben. Im Rattenmodell hemmt Cumarin die Gamma-Carboxylierung von MGP, was zur Arterienverkalkung führt. Dieser Effekt lässt sich durch die Einnahme von Vitamin K rückgängig machen (Truong und Booth 2011). Andere Studien haben gezeigt, dass Vitamin K_2 (MK-4) mit Cumarin behandelte Ratten vor Arterienverkalkung schützt, nicht aber Vitamin K_1 (Spronk et al 2003).

> Das Vitamin-K_2-abhängige Protein MGP verhindert die Einlagerung von Kalzium in Arterien und entfernt es aktiv aus bestehenden Plaques.

Ein Zusammenhang zwischen Aortenverkalkung und mangelhafter Knochengesundheit ist übrigens in der Medizin allgemein bekannt. Ebenso wie die Tatsache, dass die längerfristige Einnahme von Cumarinen zu erhöhter

Arterienverkalkung, Knochenschwund und Knochenbrüchigkeit führen kann.

Studienergebnisse

Einige Studien zeigen eine positive Verbindung zwischen der Aufnahme von Vitamin K und dem Schutz vor Arterienverkalkung, und offenbar senkt schon die ausreichende Aufnahme von Vitamin K$_2$ mit dem Essen das Risiko für Herzkreislauferkrankungen (Geleijnse et al. 2004, Beulens et al. 2009 und Gast et al 2009). Bei Vitamin K$_1$ könnte das Ergebnis dadurch verfälscht werden, dass sich Menschen, die viel Salat und Gemüse essen, die Hauptquellen für Vitamin K$_1$, sowieso generell gesünder ernähren als andere. Das erschwert die Interpretation der Ergebnisse.

Bei Vitamin K$_2$ ist die Situation hingegen anders: Diese Variante findet sich vor allem in allgemein als ungesund verpönten Lebensmitteln wie Käse und Fleisch usw. Tatsächlich gibt es einige Studien, die einen schützenden Effekt von mit der Nahrung aufgenommenem Vitamin K$_2$ auf Arteriosklerose und koronare Herzkrankheiten belegen, wobei hier wieder einmal das japanische Natto im Vordergrund steht (Kaneki et al. 2001, Ikeda et al. 2006, Knapen et al. 2007 und Hirao et al. 2008).

Während diverse Studien keinen herzschützenden Effekt von Vitamin K$_1$ nachweisen konnten, gelang dies mit Vitamin K$_2$ umso besser (Schurgers et al. 2007b). Das war sogar der Fall, obwohl Vitamin K$_2$ nur zehn Prozent der insgesamt aufgenommenen Tagesmenge von Vitamin K von etwa 275 Mikrogramm betrug.

In einer drei Jahre andauernden Studie wurde beispielsweise festgestellt, dass die gleichzeitige Verabreichung von Vitamin K$_1$, Kalzium und Vitamin D bei 108 Frauen jenseits der Wechseljahre die Elastizität der Halsschlagader (Karotis) verbesserte (Braam et al 2004).

Wie neu die Erkenntnis der unterschiedlichen Aufgabenverteilung für Vitamin K_1 und Vitamin K_2 ist, zeigt die Bemerkung zweier Autorinnen aus dem Jahr 2011 (Truong und Booth 2011). Sie stellen fest, dass es „… keine einleuchtende biologische Erklärung für die Fähigkeit der Menachinone (Vitamin K_2) gibt, das kardiovaskuläre Risiko zu verringern, wenn es nicht zugleich einen Schutzeffekt des Phyllochinons (Vitamin K_1) gibt, obschon Letzteres in größerer Menge aufgenommen wird und beide Formen von Vitamin K die Carboxylierung des Matrix-γ-Carboxyglutaminsäure-Proteins unterstützen." Sie schlussfolgern jedoch richtig, dass Vitamin K_2 außerhalb der Leber offenbar besser verfügbar ist als Vitamin K_1.

Dazu passt auch die Beobachtung, dass Vitamin K_1 und K_2 im Experiment (in vitro) zwar ähnlich stark bei der Aktivierung der Gamma-Carboxylase sind, sich aber in ihrer Aktivität im lebenden Organismus (in vivo) unterscheiden. So verhindert nur Vitamin K_2, nicht aber Vitamin K_1, bei Ratten eine durch Cumarin verursachte Arterienverkalkung.

In der Arterienwand befindet sich dreimal mehr Vitamin K_2 (MK-4) als Vitamin K_1, während es in der Leber umgekehrt ist. Ferner werden Vitamin K_1 und Vitamin K_2 in der Leber gleichermaßen genutzt. In der Aorta wird jedoch Vitamin K_2 besser verwertet (Spronk et al. 2003). Das spricht für gewebespezifisch unterschiedliche Aufgaben des Vitaminpaares. Sie könnten mit einer unterschiedlichen Bioverfügbarkeit in den verschiedenen Geweben zusammenhängen und einer unterschiedlichen Verwertbarkeit im enzymatischen Prozess der Gamma-Carboxylierung.

Die normale Aufnahme von Vitamin K_2 mit dem Essen senkt offenbar schon das Risiko für Herz-Kreislauf-Erkrankungen. Während diverse Studien keinen herzschützenden Effekt von Vitamin K_1 nachweisen konnten, gelang dies mit Vitamin K_2 umso besser.

Bevölkerungsstudien (epidemiologische Studien)

Die Auswertung einer groß angelegten Bevölkerungsstudie (Rotterdam-Studie) ergab, dass schon eine ausreichende Aufnahme von Vitamin K_2 mit der Nahrung herzschützend ist (Geleijnse et al. 2009). In dieser Studie wurden zehn Jahre lang (1990 bis 2000) die Daten von 4807 Teilnehmern erhoben. Mit Vitamin K_2 wurde das relative Risiko, an einer koronaren Herzerkrankung zu sterben, um die Hälfte reduziert, aber auch die Gesamtsterblichkeit und das Auftreten einer KHK wurden signifikant gesenkt. Eine moderate Aortenverkalkung wurde kaum beeinflusst, aber eine starke Verkalkung um fünfzig Prozent reduziert. Dieser Zusammenhang gilt auch für symptomlose Patienten.

Die Menge des mit der Nahrung aufgenommenen Vitamin K_1 und K_2 wurde anhand von Ernährungsfragebögen ermittelt. Demnach betrug die durchschnittlich aufgenommene Tagesmenge Vitamin K_1 257,1 ± 116,1 Mikrogramm (Männer) beziehungsweise 244,3 ± 131,9 Mikrogramm (Frauen) und Vitamin K_2 30,8 ± 18,0 Mikrogramm (Männer) und 27,0 ± 15,1 Mikrogramm (Frauen).

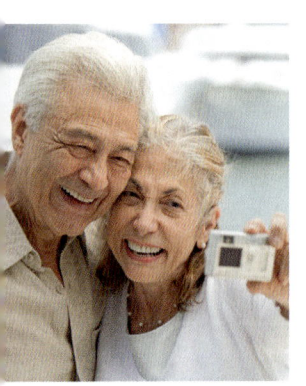

Das Vitamin K_2 lässt sich wie folgt weiter unterteilen (Mengen in Mikrogramm pro Tag): MK-4 = 7,7 ± 3,4 (Männer) beziehungsweise 6,3 ± 2,8 (Frauen) und MK-5 bis MK-10 23,1 ± 16,3 (Männer) beziehungsweise 20,7 ± 13,8 (Frauen). Für die Auswertung wurden dann drei Gruppen mit geringer, mittlerer und hoher Einnahme von Vitamin K_2 gebildet.

Als Ergebnis kann zusammengefasst werden, dass mit der Nahrung aufgenommenes Vitamin K_2 bei Frauen und Männern im fortgeschrittenen Alter vor starker Arterienverkalkung schützt und das Risiko, an einer KHK zu sterben, halbiert wird. Außerdem leben die Menschen mit der höchsten Aufnahme an Vitamin K_2 durchschnittlich sieben Jahre länger als die mit der geringsten. Zugleich kann ausgeschlossen werden, dass eine hohe Aufnahme von Vitamin K_2 das Risiko für andere Krankheiten erhöht, die Einnahme ist also sicher.

Für Vitamin K_1 ließ sich in dieser Studie kein Schutzeffekt auf koronare Herzkrankheiten, die Sterblichkeit oder Arterienverkalkung feststellen.

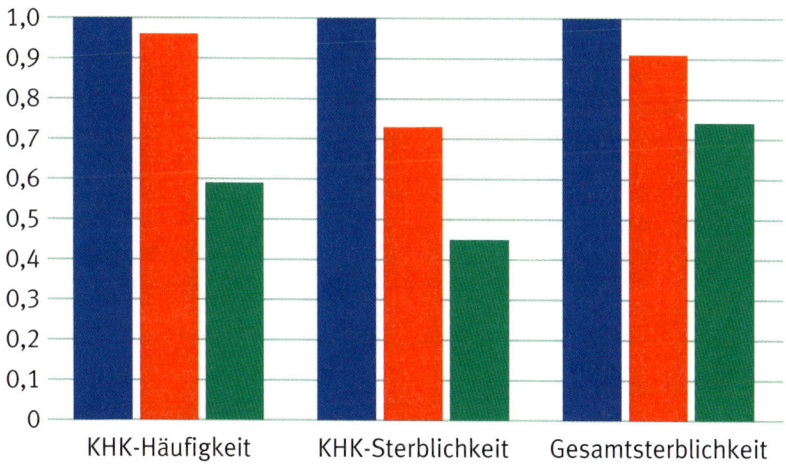

■ < 21,6 mcg Vitamin K_2 pro Tag
■ 21,6 bis 32,7 mcg Vitamin K_2 pro Tag
■ > 32,7 mcg Vitamin K_2 pro Tag

Aus der *Rotterdam-Studie* (nach Geleijnse et al. 2004) geht eindeutig hervor, dass eine höhere Aufnahme von Vitamin K_2 mit der Nahrung (grüne Säulen) ein niedrigeres Risiko für koronare Herzkrankheiten bedeutet. Gleichzeitig sinkt auch das Risiko an einer koronaren Herzkrankheit zu sterben und sogar die Gesamtsterblichkeit sinkt mit zunehmender Aufnahme von Vitamin K_2. Die Werte für die geringste Vitaminaufnahme (< 21,6 Mikrogramm pro Tag = blaue Säulen) wurden = 1 gesetzt. Die Werte stammen von 4 807 holländischen Frauen und Männern über 54 Jahre.

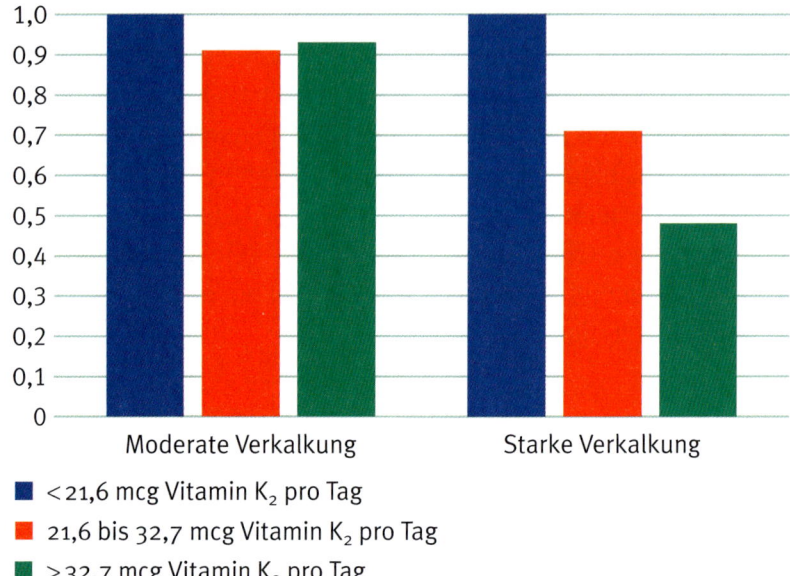

■ < 21,6 mcg Vitamin K$_2$ pro Tag
■ 21,6 bis 32,7 mcg Vitamin K$_2$ pro Tag
■ > 32,7 mcg Vitamin K$_2$ pro Tag

Aus der *Rotterdamstudie* (nach Geleijnse et al. 2004) geht ebenfalls hervor, dass eine höhere Aufnahme von Vitamin K$_2$ mit der Nahrung (grüne Säulen) ein leicht niedrigeres Risiko für eine moderate Aortenverkalkung, aber ein stark reduziertes Risiko für starke Aortenverkalkung bedeutet. Die Werte für die geringste Vitaminaufnahme (< 21,6 Mikrogramm pro Tag = blauer Balken) wurden = 1 gesetzt. Die Werte stammen von 4 473 holländischen Frauen und Männern über 54 Jahre.

Die in der Rotterdamstudie gemachte Beobachtung, dass die Menge des mit der Nahrung aufgenommenen Vitamin K$_2$ im umgekehrten Verhältnis zur Gefäßverkalkung steht, kann durch inaktives (untercarboxyliertes) MGP bei geringem Vitamin-K$_2$-Gehalt erklärt werden. Dadurch kommt es bei einem Vitamin K$_2$-Mangel zu Verkalkungen und infolgedessen zu atherosklerotischen Verletzungen. Verkalkte Plaques wiederum brechen leichter auf und können Thrombosen verursachen.

Man kann den Grad der Einlagerung von Kalzium in die Herzkranzgefäße übrigens recht einfach mittels CT bestimmen lassen. Der Verkalkungsgrad der Koronararterien sagt sehr gut das

Herzinfarktrisiko vorher. Aber natürlich sind auch andere Risikofaktoren wie Rauchen, Bluthochdruck, Übergewicht, männliches Geschlecht, Diabetes, KHK in der Familie, Alter, hoher Cholesterinspiegel usw. wichtige Vorhersagekriterien für die Wahrscheinlichkeit, einen Herzinfarkt zu erleiden. Die Einnahme von Vitamin K_2 kann zumindest den Verkalkungsgrad verringern und damit das Risiko für einen Herzinfarkt.

Vitamin K_2 und Krebserkrankungen

Viele Zellstudien (in vitro), einige Tiermodelle und Studien mit Menschen erbrachten zahlreiche Hinweise auf eine krebshemmende Wirkung von Vitamin K_2 (vgl. McCann und Ames 2009 und Nimptsch 2010).

Im Tiermodell (Hamster) wurde ein schützender Effekt von Vitamin K_2 auf chemisch ausgelöste Gallenwegstumoren festgestellt (Tsuchida et al. 2011). 75 Prozent der Tiere entwickelten Veränderungen der Gallenwegsoberfläche (Epithelien) und 25 Prozent Krebs. Wurde aber gleichzeitig Vitamin K_2 oral verabreicht, fand man weniger veränderte Epithelien und keinen Krebs.

In einer Studie mit 40 Frauen wurde mit Vitamin K_2 (MK-4) in einer sehr hohen Konzentration von 45 Milligramm pro Tag über zwei Jahre hinweg eine schützende Wirkung vor der Entwicklung von Leberkrebs bei viraler Leberzirrhose gefunden (Habu et al. 2004). Eigentlich wollte man mit der Gabe von Vitamin K_2 den ansonsten bei Patientinnen mit Leberzirrhose zu beobachtenden Knochenschwund verhindern. Gewissermaßen als Nebenwirkung stellte man dann aber fest, dass nur zwei (9,5 Prozent) der einundzwanzig Frauen in der Verumgruppe (sie erhielten Vitamin K_2) Leberzellkrebs entwickelten, während dies bei neun (47,4 Prozent) von neunzehn Patientinnen in der Kontrollgruppe (erhielten ein Placebo) der Fall war.

Besonders interessant ist das Ergebnis einer von 1998 bis 2008 durchgeführten, groß angelegten Bevölkerungsstudie mit

24 340 Teilnehmern, der sogenannten *European Prospective Investigation into Cancer and Nutrition* (EPIC-Heidelberg) (Nimptsch et al. 2010). In dieser Studie wurde für Vitamin K$_2$ eine Verringerung des Krebsrisikos und eine signifikante Reduktion der Krebssterblichkeit gefunden, nicht aber für Vitamin K$_1$. Bei Männern war der Krebsschutz durch Vitamin K$_2$ deutlicher ausgeprägt als bei Frauen. Vor allem für Prostatakrebs und Lungenkrebs, nicht aber für Brustkrebs, konnte in dieser Studie eine Schutzwirkung gefunden werden. Eine hohe Aufnahme von Vitamin K$_2$ verringerte beispielsweise das Lungenkrebsrisiko und die Wahrscheinlichkeit, daran zu sterben, um etwa sechzig Prozent.

Die Aufnahmemengen von Vitamin K$_1$ und Vitamin K$_2$ wurden anhand von Ernährungsprotokollen errechnet und die Studienteilnehmer gemäß der Aufnahme von Vitamin K in vier Gruppen eingeteilt, nämlich:

- Männer: weniger als 26 (Gruppe 1), 26 bis 35 (Gruppe 2), 35 bis 46 (Gruppe 3) und mehr als 46 Mikrogramm Vitamin K$_2$ (Gruppe 4), sowie
- Frauen: weniger als 23 (Gruppe 1), 23 bis 32 (Gruppe 2), 32 bis 42 (Gruppe 3) und mehr als 42 Mikrogramm Vitamin K$_2$ (Gruppe 4)

Dabei ist erwähnenswert, dass alleine der Verzehr von Käse 45 Prozent der aufgenommenen Menge an Vitamin K$_2$ ausmachte und ein Teil des Krebsschutzes somit tatsächlich auf den Verzehr von Käse zurückgeht. In der Tat zeigten sowohl die aufgenommene Menge von Vitamin K$_2$ in Form von MK-4 (aus Fleisch und Geflügel) als auch in Form von MK-5 bis MK-9 (aus Käse) unabhängig voneinander einen positiven Effekt auf die Krebshäufigkeit und Krebssterblichkeit.

73

Bei den Patienten mit fortgeschrittenem und hochgradigem Prostatakrebs fand man als Hinweis auf einen Mangel an Vitamin K_2 auch höhere Werte von nicht aktivem Osteocalcin im Serum (Nimptsch et al. 2009).

Patienten mit Leberzellkrebs haben eine sehr schlechte Prognose, weil oft das gesamte Organ befallen ist. Diverse Studien haben gezeigt, dass Vitamin K einen hemmenden Effekt auf Leberzellkarzinomzellen hat. Dabei wirkt Vitamin K_3 am stärksten, gefolgt von Vitamin K_2, während Vitamin K_1 kaum wirksam ist.

In einer Studie mit 61 Patienten konnten durch die Gabe von 35 Milligramm Menatetron (32 Patienten), einem Vitamin-K_2-Analogon interessante Erfolge (Remissionen) erzielt werden.

Rezidivrate nach	1 Jahr	2 Jahren	3 Jahren
Vitamin-K_2-Gruppe	12,5 %	39 %	64,3 %
Kontrollgruppe	55,2 %	83,2 %	91,6 %

Neben einer deutlichen Verringerung der Rezidivrate (Rückfallquote) durch Vitamin K_2 (vgl. Tabelle), lag die 3-Jahres-Überlebensrate bei diesen Patienten bei 87 Prozent, während es in der Kontrollgruppe ohne Vitamingabe nur 64 Prozent waren (Mizuta und Ozaki 2008). Dabei stellte sich Vitamin K_2 wiederum als sehr verträglich heraus. Somit kann die Prognose von Leberkrebs durch Vitamin K_2 vor allem in Kombination mit anderen Krebsmitteln, verbessert werden.

Die Autoren (Nimptsch et al. 2010) weisen darauf hin, dass auch in anderen Studien die Hemmung des Zellwachstums verschiedener Krebsarten durch Vitamin K_2 etwa fünfmal stärker erfolgt als durch Vitamin K$_1$. Vitamin K$_3$ hat demnach sogar den stärksten krebshemmenden Effekt.

Vitamin K$_2$ wird bereits klinisch eingesetzt, um Leukämie bei Myelodysplasie (MDS; Myelodysplastisches Syndrom) zu verhindern (Mizuta und Ozaki 2008). Bei dieser Gruppe von vorwiegend im Alter auftretenden Knochenmarkskrankheiten ist die Blutbildung stark gestört. Im fortgeschrittenen Stadium kann es bei Nichtbehandlung zu einer Leukämie kommen.

Für Menadion (Vitamin K$_3$) wurden schon vor mehr als dreißig Jahren Antitumoraktivitäten nachgewiesen. Dieses synthetische Molekül hat den stärksten krebshemmenden Effekt aller K-Vitamine und unterstützt sowohl die Wirkung von Strahlen- als auch Chemotherapie. Da es die Leber schädigen kann, ist der klinische Einsatz jedoch problematisch. Vitamin K$_3$ hat selbst keine Vitamin-K-Aktivität. Anders als die Vitamine K$_1$ und K$_2$ kann Vitamin K$_3$ aber einem Redoxzyklus unterliegen, was zur Bildung von reaktivem Sauerstoff (Sauerstoffradikale) führen kann (McCann und Ames 2009).

Der genaue Mechanismus der Hemmung des Krebswachstums ist sehr komplex und noch nicht ausreichend erforscht (vgl. u.a. Shearer und Newman 2008, Gong et al. 2008 und Shibayama-Imazu et al. 2008). Während Vitamin K$_3$ über die Bildung von Sauerstoffradikalen wirkt, scheint das bei Vitamin K$_2$ nicht der Fall zu sein. Vitamin K$_2$ scheint als Hormon über die Aktivierung von regulatorischen Genen und Proteinen den Tod von Krebszellen (Apoptose) anzuregen.

Vitamin K_2 und Nierenerkrankungen

Dialysepatienten haben ein erhöhtes allgemeines und kardio-vaskuläres Sterblichkeitsrisiko (Schlieper et al. 2011) und bei chronisch Nierenkranken ist eine kardiovaskuläre Erkrankung in der Hälfte der Fälle todesursächlich. Der Verkalkungsgrad der Blutgefäße gilt sogar als Vorhersage-Kriterium für das Sterblichkeitsrisiko von Patienten mit Nierenerkrankungen im Endstadium (ESRD = End Stage Renal Disease).

Die meisten Dialysepatienten weisen einen erheblichen Vitamin-K_2-Mangel auf, infolgedessen MGP nur mangelhaft aktiviert wird, wodurch das Risiko für eine allgemeine und kardiovaskuläre Sterblichkeit steigt. Als Maß für inaktives MGP dient in Studien der Serumspiegel von nicht-phosphoryliertem und / oder untercarboxyliertem MGP. Bei chronisch Nierenkranken erhöht sich der Plasmawert des inaktiven MGP (dp-ucMGP) kontinuierlich, und die Konzentration ist mit dem Schweregrad der Aortenverkalkung verknüpft (Schurgers et al. 2010). Aber auch inaktives (untercarboxyliertes) Osteocalcin findet man bei Dialysepatienten vermehrt.

Inwiefern die Einnahme von Vitamin K_2 vorbeugend wirkt, muss noch näher erforscht werden. Auf jeden Fall verbessert sie den Vitamin-K_2-Status von Dialysepatienten. Damit scheint die Gabe von Vitamin K_2 eine interessante Therapiemöglichkeit für Dialysepatienten mit kardiovaskulärem Risiko zu sein. So wurden die Serumsiegel an inaktivem MGP (dp-ucMGP) in einer

Studie durch die tägliche Verabreichung von 135 Mikrogramm Vitamin K_2 (MK-7) über sechs Wochen signifikant gesenkt (Schlieper 2011). Das heißt im Umkehrschluss, der Gehalt an aktiviertem MGP wurde durch die Gabe von Vitamin K_2 erhöht.

In einer weiteren Studie (Westenfeld et al. 2012) wurden 53 Langzeitdialysepatienten täglich mit Vitamin K_2 behandelt. Sie wiesen zuvor 4,5-fach höhere Werte an inaktivem MGP und 8,4-fach höhere Werte an inaktivem Osteocalcin als Nierengesunde auf. Bei 49 Patienten waren die PIVKA-II-Spiegel erhöht. Man verabreichte den Patienten sechs Wochen lang täglich 45, 135 oder 360 Mikrogramm Vitamin K_2 (MK-7). Dabei wurde eine Dosis-Zeit-abhängige Abnahme der inaktiven (desphosphoryliert-uncarboxyliert) MGP im Serum, des inaktiven (uncarboxylierten) Osteocalcins und der PIVKA-II-Spiegel gemessen. Die Responseraten lagen bei 77 Prozent für 45 Mikrogramm und 93 Prozent für 135 Mikrogramm MK-7. Somit kann durch die Gabe von Vitamin K_2 der Gehalt an inaktivem MGP erniedrigt und damit beispielsweise der Gefäßverkalkung bei Dialysepatienten vorgebeugt werden.

Auch andere Autoren weisen darauf hin, dass die Einnahme von Vitamin K_2 vor Erkrankungen der Koronargefäße, einer kardiovaskulären Verkalkung und kardiovaskulärem Tod schützt (Gast et al. 2004, Geleijnse et al. 2009 und Caluwé et al. 2013).

Möglicherweise hemmt MGP direkt die Kalziumablagerung und seine Kristallisation in den Gefäßwänden. Eventuell wirkt es dem Bone Morphogenetic Protein-2 entgegen, das die Osteoblastendifferenzierung reguliert und dadurch die Knochenbildung (Schurgers et al. 2010).

So einfach der Ausgleich eines Mangels an Vitamin K durch entsprechende Lebensmittel normalerweise auch ist, für Dialysepatienten stellt das ein

Die Gabe von Vitamin K_2 scheint eine interessante Therapiemöglichkeit für Dialysepatienten mit kardiovaskulärem Risiko zu sein.

Dilemma dar. Sie müssen phosphatreiche und kaliumreiche Nahrungsmittel wie Eier und Fleisch beziehungsweise Kohl meiden. Dadurch entgehen ihnen die wichtigen Quellen für Vitamin K$_1$ und Vitamin K$_2$. Wie die oben erwähnten Studien jedoch zeigen, lässt sich hier mit entsprechenden Präparaten abhelfen.

Vitamin K im Alter

Verteilung nach Wichtigkeit – die Triage-Theorie

Ein Mangel an oder eine suboptimale Versorgung mit Vitamin K_2 ist meist chronisch. Deshalb zeigen sich die Folgen oft erst nach Jahren oder Jahrzehnten, vorwiegend bei älteren Menschen. Warum das so ist, lässt sich mithilfe der sogenannten Triage-Theorie erklären (McCann und Ames 2009).

Unter Triage versteht man unter anderem die Verteilung knapper Hilfsmittel auf eine große Anzahl Verletzter nach einer Katastrophe oder im Krieg. Nach erster Sichtung muss dabei schnell entschieden werden, wem welche Hilfe zuteilwerden kann. Die Evolution hat ebenfalls solche Auswahlmechanismen entwickelt, um knappe Ressourcen nach Wichtigkeit am zweckmäßigsten nutzen zu können. Dementsprechend setzt unser Organismus einen für verschiedene Prozesse wichtigen Mikronährstoff bei Unterversorgung zunächst für kurzfristig lebenswichtige Prozesse ein. Prozesse, deren Störung lediglich langfristige Folgen haben, werden dabei vernachlässigt.

Auf Vitamin K bezogen, bedeutet das, dass unser Körper zunächst mit Vitamin K_1 die kurzfristig wichtigere Blutgerinnung sicherstellt. Die Umwandlung in Vitamin K_2 unterbleibt bei Unterversorgung. Sind auch die Produktion von Vitamin K_2 durch Darmbakterien und die Aufnahme mit der Nahrung unzureichend, werden andere Aufgaben nachrangig behandelt, wie gesundes Knochenwachstum und das Freihalten der Gefäße von Kalkablagerungen. So leidet beispielsweise bei einem Vitamin-K_1-Mangel in erster Linie die Aktivierung von Osteocalcin, und zwar schon Wochen bevor Blutgerinnungsfaktoren betroffen sind. Das ist kurzfristig kein Problem, wird aber dann dramatisch, wenn die Mangelversorgung zum Dauerzustand wird. Dann kann es zu den unerwünschten Folgen wie Osteoporose oder Atherosklerose kommen. So sind die Gerinnungsfaktoren bei gesunden Menschen vollständig carboxyliert, während dreißig Prozent des Osteocalcins untercarboxyliert, also nicht aktiviert sind (Schurgers et al 2007b).

Die Folgen eines Mangels an Vitamin K_2 zeigen sich oft erst nach Jahrzehnten, vorwiegend bei älteren Menschen.

Tatsächlich findet man bei Älteren oft erhöhte Werte von untercarboxyliertem, also nicht aktiviertem Osteocalcin, vermutlich infolge eines subklinischen Mangels an Vitamin K_2. Außerdem verringert das Fehlen von Östrogen bei Frauen jenseits der Wechseljahre den Gehalt an Vitamin K_1 und K_2.

Neben den in den vorangegangenen Kapiteln besprochenen Effekten von Vitamin K_2 auf einen gesunden Knochenbau, gesunde Zähne und glatte Blutgefäße sowie auf den Krebsschutz, gibt es Hinweise auf etliche weitere Effekte, die noch nicht detailliert untersucht sind (vgl. u.a. Rhéaume-Bleu 2012). Dazu zählt die Schutzwirkung vor freien Radikalen im Gehirn, was wiederum positive Effekte auf Morbus Alzheimer und Multiple Sklerose hat. Auch dem Verlust der Elastizität der Haut durch Kalkeinlagerung und damit Hautfalten wirkt Vitamin K_2 entgegen.

Auch positive Effekte bei Arthritis, Diabetes mellitus und Beinvenenvarizen dürften in Zukunft näher erforscht werden.

Bei Frauen jenseits der Wechseljahre bewirkt der Östrogenmangel diverse unerwünschte Effekte. Unter anderem fehlt die Aktivierung von Vitamin D durch Östrogen und die Hemmung von knochenabbauenden Zellen (Osteoklasten). Vitamin K_2 wirkt diesem fehlenden Einfluss bei Östrogenmangel entgegen.

Vitamin K_2 bei Alterskrankheiten	
Alterungsprozess	Aktivierung von Osteocalcin und MGP zur Vermeidung gravierender Alterskrankheiten
Beinvenen	Schutz vor Verkalkung der Beinvenen und damit vor Krampfadern (Varikose)
Diabetes	Verbesserte Insulinproduktion und -aufnahme
Fruchtbarkeit	Vitamin K_2 fördert die Fruchtbarkeit bei Männern und Frauen
Gehirn	Schutz vor freien Radikalen und Insulinresistenz im Gehirn; Schutz vor Alzheimer; wichtig für Myelin, Abmilderung von MS
Gelenke	Schutz vor Arthritis
Haut	Schutz vor Verkalkung und Verlust der Elastizität, Schutz vor Falten
Herz	Vitamin K_2 aktiviert MGP und reduziert dadurch die Verkalkung der Gefäße, das KHK-Risiko und die Sterblichkeit
Knochen	Aktivierung von Osteocalcin und dadurch bessere Knochenmineralisierung und weniger Knochenbrüche, Schutz vor Osteoporose
Krebs	Hemmung vieler Krebsarten
Nieren	Schutz vor Gefäßverkalkung bei Dialysepatienten
Zähne	Wichtig für gesunde Zähne, antikariös

Effekte von Vitamin K_2 auf die Gesundheit, vor allem im Alter (vgl. auch Rhéaume-Bleu 2012)

Vitamin K_2 bei weiteren Krankheiten

Die ganze Fülle der Gesundheitseffekte von Vitamin K_2 ist noch lange nicht ausreichend erforscht. Sicher ist aber bereits heute, dass ein Mangel bei vielen Krankheiten eine Rolle spielt. Einige werden in diesem Kapitel kurz angerissen.

Mukoviszidose (Zystische Fibrose)

Die Mukoviszidose ist eine genetisch bedingte Krankheit, bei der die Schleimbildung beeinträchtigt ist. Neben Verdauungsproblemen ist auch die Resorption von Nährstoffen aus dem Darm betroffen. Deshalb ist bei Patienten mit Mukoviszidose oft ein Vitamin-K-Mangel festzustellen. Er beruht bei ihnen auf niedriger Aufnahme mit der Nahrung, einer verschlechterten Resorption aus der Nahrung und der Einnahme von Antibiotika, die die Darmflora zerstören, die normalerweise Vitamin K_2 produziert.

Patienten mit Mukoviszidose werden daher heute standardmäßig mit Vitamin K_1 behandelt. Man kann davon ausgehen, dass in nicht allzu ferner Zukunft auch Vitamin K_2 im Behandlungsregime berücksichtigt wird.

Organtransplantationen

Nach Organtransplantationen kommt es häufig zur Entminerali-
sierung der Knochen und das Risiko für Knochenbrüche steigt
um das Vierunddreißigfache an (Forli et al. 2010). Konsequenterweise lässt sich durch Vitamin K_2 die Mineraldichte der Knochen (BMD) nach einer Transplantation verbessern. Das wurde
in einer Studie mit 35 Lungen- und 59 Herztransplantierten
festgestellt. Getestet wurden in dieser Studie ein Jahr lang
180 Mikrogramm Vitamin K_2 (MK-7) gegen ein Scheinpräparat.

Morbus Alzheimer

Mehrere wissenschaftliche Arbeiten haben den Einfluss von
Vitamin K_2 auf die Alzheimerkrankheit erforscht (vgl. Rhéaume-
Bleu 2012). Das ist unter anderem deshalb sehr interessant,
weil bereits heute weltweit etwa fünfzehn Millionen Menschen
davon betroffen sind und die Zahl ständig zunimmt. Selbst wenn
es nur gelänge, den Ausbruch der Erkrankung ein wenig zu ver-
zögern, wäre schon viel erreicht.

Die Tatsache, dass Alzheimer sehr eng mit Knochenschwund
und Osteoporose einhergeht, lässt uns aufhorchen.
Das gilt auch für die enge Verknüpfung mit KHK.
Außerdem nehmen Alzheimer-Patienten nur etwa
die Hälfte der Menge an Vitamin K auf als andere.

Alzheimer-Patienten
haben einen niedrige-
ren Vitamin-K_2-Spie-
gel und erleiden öfter
Hüftfrakturen.

Weder kennt man den genauen Mechanismus
der typischen Ablagerungen bei Morbus Alzheimer
im Gehirn, noch ist bisher erforscht, ob Vitamin K_2
sie verhindern kann. Jedoch ist der oxidative Stress im Gehirn
von Alzheimer-Patienten erhöht und die Insulinsensitivität

erniedrigt. Vitamin K_2 wirkt oxidativem Stress entgegen und erhöht die Insulinsensitivität. Auch wenn Vitamin K_2 kein klassischer Radikalfänger ist, verhindert es doch die Anreicherung von Sauerstoffradikalen. Dieser Effekt ist unabhängig von der Gamma-Carboxylierung. Auch wenn Glukose normalerweise unabhängig von Insulin in die Gehirnzellen gelangt, spielt Insulin offenbar auch im Gehirn eine Rolle und Diabetiker haben ein bis zu 65 Prozent höheres Alzheimerrisiko.

Hautfalten

Rhéaume-Bleu (2012) ist der Ansicht, dass uns ein Vitamin-K_2-Mangel auf die Stirn geschrieben steht, weil Hautfalten in direktem Zusammenhang mit dem Fehlen von Vitamin K_2 steht. Tatsächlich sind Hautfalten mit diversen Krankheiten wie Osteoporose, Herzkrankheiten, Diabetes mellitus und Niereninsuffizienz vergesellschaftet, genauso wie mit einem Vitamin-K_2-Mangel. Näheren Aufschluss darüber werden sicher künftige Studien erbringen.

Krampfadern

Venenvarikosen, sogenannte Krampfadern, betreffen fast fünfzig Prozent der Frauen und fast vierzig Prozent der Männer. Sie können zu Thromben oder Hämorrhoiden führen. Beinvenenvarikosen sind nicht nur ein kosmetisches Problem. Sie können auch gesundheitliche Folgen wie Krämpfe, schwere Beine, Schmerzen und Schwellungen haben. Ebenso wie in den Arterien hält durch Vitamin K_2 aktiviertes MGP auch die Venen von Kalziumeinlagerungen frei.

Rheumatoide Arthritis

Bei Rheumatoider Arthritis bauen Osteoklasten mehr Knochenzellen ab als neu gebildet werden. Vitamin K_2 wirkt diesem
Prozess und anderen Faktoren dieses Krankheitsgeschehens
entgegen.

Lebensmittel als Quelle von Vitamin K_2

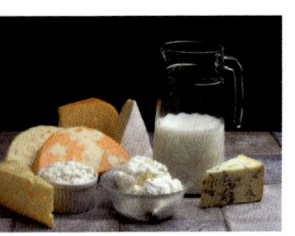

Die schlechte Nachricht ist, dass sehr viele Menschen chronisch mit Vitamin K_2 unterversorgt sind, ohne es zu merken. Mangelsymptome machen sich nämlich erst nach Jahren oder Jahrzehnten durch ernsthafte Krankheiten wie Osteoporose oder Arteriosklerose bemerkbar (vgl. Kapitel *Vitamin K im Alter*). Die gute Nachricht ist aber, dass man einem Mangel an Vitamin K_2 mit der richtigen Auswahl von Lebensmitteln relativ

Lebensmittel	Vitamin K_1	Vitamin K_2		
		MK-4	MK-7	Andere MKs
Butter	15	15	<1	<1
Hartkäse	10	5	1	70
Weichkäse	3	4	1	52
Geflügel (Huhn)	<1	30	<1	<1
Roastbeef	1	3	<1	<1
Eigelb	2	37	<1	1
Rinderleber	6	1	3	5
Natto	35	<1	998	105

Gehalt (Mikrogramm pro 100 Gramm) an Vitamin K_1 (Phyllochinon) und Vitamin K_2 (Menachinon) in einigen ausgewählten Lebensmitteln (nach Suttie 2009).

einfach vorbeugen kann. Außerdem lassen sich die Folgen eines Mangels stoppen und teilweise sogar rückgängig machen.

Da man bis vor Kurzem meistens nicht ausreichend zwischen Vitamin K_1 (Phyllochinon) und Vitamin K_2 (Menachinon) unterschied, gibt es nur wenige Untersuchungen speziell zum Gehalt an Letzterem in Lebensmitteln (vgl. Suttie 2009). Die einschlägigen Tabellen sind mit Vorsicht zu genießen, da sie nicht oder allenfalls ganz selten zwischen Vitamin K_1 und Vitamin K_2 unterscheiden. Aus diesem Dilemma hilft aber ein wenig folgende Überlegung: Bei pflanzlichen Quellen beziehen sich die Messwerte normalerweise auf Vitamin K_1, bei tierischen Quellen hat Vitamin K_2 mehr oder weniger großen Anteil. Fermentierte pflanzliche Lebensmittel wie Sauerkraut und Natto enthalten auch bakteriell erzeugtes Vitamin K_2.

Einem Mangel an Vitamin K_2 kann man mit der richtigen Auswahl von Lebensmitteln relativ einfach vorbeugen.

Wird also bei einem Produkt nur die Gesamtsumme aller K-Vitamine angegeben, ist das nicht sehr hilfreich. So sollte jemand, der Gerinnungshemmer einnimmt, zwar eine zu hohe Zufuhr von Vitamin K_1 mit der Nahrung vermeiden, muss aber nicht unbedingt auf Vitamin-K_2-reiche Kost verzichten.

Der Bedarf lässt sich leicht decken

Ganz allgemein kann man sagen, dass Menschen der westlichen Welt ihren Bedarf an Vitamin K_1 zu etwa sechzig Prozent über grünes Gemüse decken. Der Rest stammt aus Pflanzenölen.

Vitamin K_2 nehmen wir hingegen hauptsächlich durch Fleisch (MK-4) und fermentierte Nahrungsmittel, vor allem Käse und Quark (vorwiegend MK-8 und MK-9) zu uns. Geflügel und Eier können dabei auch eine besondere Rolle spielen, denn dem

Futter werden oft große Mengen Vitamin K_3 (Menadion) zugesetzt. Das wird von den Tieren in Vitamin K_2 (MK-4) umgewandelt. Auf diese Weise werden Hühnerfleisch und Eier zu hervorragenden Quellen für Vitamin K_2 (MK-4). Je nach Futter- und Mastbedingungen können die Werte jedoch stark schwanken. In

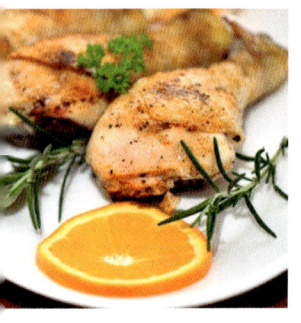

Finnland fand man beispielsweise sechzig Mikrogramm Vitamin K_2 pro hundert Gramm Hühnerfleisch, während es in den Niederlanden nur neun Mikrogramm waren.

Befremdlich und bedenklich daran ist, dass man das künstliche, leberschädliche Vitamin K_3 aus dem Futter weglassen könnte, wenn man die Tiere unter natürlichen Bedingungen halten würde, also frei laufend auf der Wiese. Gefahr besteht für den Menschen jedoch nicht, da es von den Tieren in Vitamin K_2 umgewandelt wird.

Längerkettige Menachinone, die von Bakterien herrühren, findet man unter anderem in Käse. So nehmen im Käseland Holland ältere Menschen durchschnittlich 7 Mikrogramm MK-4 pro Tag zu sich sowie 22 Mikrogramm längerkettige MKs. Ein ähnlicher Wert dürfte sich auch im deutschsprachigen Raum finden, zumindest bei Käse- und Eierliebhabern.

Hartkäse (fermentierter Käse wie Gouda, alter Ziegenkäse, Blauschimmelkäse, Brie, Cheddar oder Parmesan) enthält ungefähr fünf Mikrogramm MK-4 und siebzig Mikrogramm längerkettige Menachinone (MK-8 und MK-9) pro 100 Gramm. Weichkäse enthält bis zu 30 Prozent weniger Vitamin K_2.

Derzeit geht man davon aus, dass die gesundheitliche Wirkung aller Varianten von Vitamin K_2 vergleichbar ist, unabhängig von der Länge der Seitenkette. Deshalb kann man keine Empfehlung für ein spezielles Menachinon geben. Trotzdem wollen wir uns das Vorkommen unterschiedlicher Menachinone näher anschauen: MK-4 findet man vor allem in Fleisch, in Eigelb und Butter, MK-5 bis MK-10 entstehen durch Bakterienfermentation und MK-7 ist in besonders hoher Konzentration in Natto enthalten.

Durch die Reifung eines Käses, die ja auch wie die Entstehung von Natto (vgl. Kapitel *Natto-Spezialität mit legendärem Hintergrund*) ein Fermentationsprozess ist, wird die Konzentration an Vitamin K_2 stark erhöht. Am häufigsten entsteht bei der Fermentation von Milchprodukten MK-9 und zwar etwa viermal mehr als MK-8. Die Tatsache, dass die beiden Konzentrationen eng miteinander verknüpft sind, deutet darauf hin, dass beide Varianten von denselben Mikroorganismen produziert werden. Einen Zusammenhang zwischen der Konzentration an MK-9 und dem Fettgehalt oder dem pH-Wert der Milchprodukte besteht hingegen nicht. Bemerkenswert ist, dass der Gehalt an Vitamin K_2 in Milchprodukten sehr stark variieren kann (Manoury et al. 2013).

Natto enthält mehr als 1100 Mikrogramm Vitamin K_2 pro 100 Gramm. Davon sind 90 Prozent MK-7 und zehn Prozent andere Menachinone.

Vitamin-K₂-reiche Kost = ungesunde Kost?

Manche Leser werden sich möglicherweise beim Blick auf die Vitamin-K₂-Quellen fragen, ob das denn nicht vorwiegend ungesunde Nahrungsmittel sind. Immerhin ist die Liste sehr fettlastig. Deshalb sei an dieser Stelle eine Lanze für das oft zu Unrecht verteufelte Cholesterin gebrochen: Es ist heute nicht mehr gerechtfertigt, das „schlechte" LDL alleine für Arteriosklerose und die Folgekrankheiten wie Herzinfarkt und Schlaganfall verantwortlich zu machen. Es gehört sicherlich zu den Risikofaktoren, wird aber in seiner Gefährlichkeit allgemein weit überschätzt.

Lebensmittel	Gehalt Vitamin K$_2$ (Mikrogramm / 100 Gramm)	Davon Anteil MK-4 (in %)
Natto	1103,4	– [90 % MK-7]
Gänseleberpastete	369,0	100
Hartkäse (Gouda etc.)	76,3	6 [Rest andere MK]
Weichkäse	56,5	6,5 [Rest andere MK]
Eigelb (Holland)	32,1	98 [Rest andere MK]
Gänseschenkel	31,0	100
Quark	24,8	1,6
Eigelb (USA)	15,5	100
Butter	15,0	100
Hühnerleber (roh)	14,1	100
Hühnerleber (gebraten)	12,6	100
Cheddarkäse	10,2	6 [Rest andere MK]
Salami	9,0	100
Hühnchenbrust	8,9	100
Hühnerschenkel	8,5	100
Rindergehacktes (halbfett)	8,1	100
Hotdog	5,7	100
Speck	5,6	100
Kalbsleber	5,0	100
Sauerkraut	4,8	100
Vollmilch	1,0	100
Milch (2 Prozent)	0,5	100
Lachs	0,5	100

Gehalt von Vitamin K$_2$ in einigen Lebensmitteln (nach Masterjohn 2009 und Rhéaume-Bleu 2012).

Zumindest hat die Hälfte der Patienten, die einen Herzinfarkt erleiden, ganz normale Cholesterinwerte.

Jedenfalls verursacht Cholesterin selbst keine Herzprobleme, es steht lediglich damit in Zusammenhang. LDL wird erst dann gefährlich für die Blutgefäße, wenn es oxidiert wurde. Deshalb ist es wichtig, oxidativen Stress zu vermeiden, beziehungsweise freien Radikalen durch entsprechende Ernährung und Lebensführung entgegenzuwirken. Aber selbst wenn oxidiertes LDL eine Plaquebildung startet, spielt die Einlagerung von Kalzium eine wichtige Rolle bei dem sehr komplexen Prozess einer Gefäßverkalkung. Mit ausreichend Vitamin K$_2$ kann der Einlagerung von Kalzium in die Plaques nicht nur entgegengewirkt, sie kann sogar teilweise wieder rückgängig gemacht werden.

So enthalten die von vielen verteufelten Lebensmittel Eier, Butter, Leber und Käse mit Vitamin K$_2$ also vielmehr einen Vitalstoff, der die Verteilung von Kalzium im Körper weg von den Gefäßen und hin zu den Knochen dirigiert, somit also Herz-Kreislauf-Erkrankungen und Osteoporose vorbeugt. Deshalb kann man mutmaßen, dass Käse – trotz des hohen Fettgehalts – wegen seines hohen Gehalts an langkettigem Vitamin K$_2$ (MK-8 und MK-9) einen Gesundheitseffekt auf das Herz-Kreislauf-System ausübt. Immerhin ist Käse ja auch Bestandteil der oft gerühmten herzgesunden mediterranen Ernährung. Neben dem im Rotwein enthaltenen Resveratrol könnte auch Vitamin K$_2$ aus dem ebenfalls bei Franzosen beliebten Käse die Herzgesundheit unserer Nachbarn erklären. Besonders viel Vitamin K$_2$ ist übrigens in Gänsestopfleber enthalten, einer ebenfalls in Frankreich sehr beliebten Delikatesse, auch wenn diese wegen der rüden Herstellungsmethode nicht jedermanns Sache ist.

Zurück zur Natur?

Abgesehen davon, dass „zurück zur Natur" heutzutage nur noch ein frommer Wunsch sein kann, ist das Plädoyer für Butter, Eier, Leber und Konsorten kein Freifahrtschein für maßloses Schlemmen von Tierfetten. Es kommt immer auf das rechte Maß, die rechte Mischung und einen allgemein gesunden Lebensstil an. Dazu gehören täglich mehrere Portionen Obst – oft werden fünf Handvoll empfohlen –, sowie ausreichend Bewegung an der frischen Luft. Neben Fleisch in Maßen gehört regelmäßig fetter Fisch auf den Tisch und möglichst nicht zu stark bearbeitete Nahrungsmittel. Es muss ja nicht unbedingt H-Milch sein. Raffinierter Zucker, Weißmehl und geschälter Reis lassen sich durch entsprechende, weniger bearbeitete Lebensmittel leicht ersetzen. Man muss beim Essen einfach öfters einmal darüber nachdenken, was unsere Vorfahren natürlicherweise aßen.

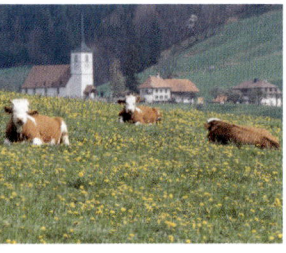

Mit ausreichend Vitamin K$_2$ kann der Einlagerung von Kalzium in die Plaques nicht nur entgegengewirkt, sie kann sogar teilweise wieder rückgängig gemacht werden.

So ernähren sich beispielsweise Kühe und andere Tiere normalerweise von grünem Gras – heute ist das nur noch ein romantischer Traum. Darin finden sie alle wichtigen Nährstoffe, die ihr Organismus weiterverarbeitet. Wir Menschen – aus dem Blickwinkel der Evolution betrachtet –, ernähren uns natürlicherweise wiederum von Kühen und anderen Tieren und nutzen die von ihnen produzierten Stoffe wie Vitamin K$_2$. Außerdem ernähren wir uns natürlicherweise von Obst und Gemüse sowie von Milch und Eiern, während Getreide und stark bearbeitete Nahrungsmittel nicht Teil unseres ursprünglichen Speiseplanes sind. Heute wird aber der größte Teil unserer Lebensmittel auf unnatürliche

Weise durch Massentierhaltung ohne Tageslicht mit computergesteuerter Zuteilung von Industriefutter ohne grünes Gras hergestellt. Kein Wunder also, dass diese Lebensmittel oft ihre Bezeichnung nicht mehr verdienen – es sind allenfalls noch Nahrungsmittel. Tiere werden heute nicht mehr mit Grünfutter (in dessen Chlorophyll befindet sich Vitamin K_1), sondern vorwiegend mit Getreide gemästet, das kaum Vitamin K_1 enthält. Stattdessen wird allenfalls künstliches Vitamin K_3 beigefüttert.

Butterschmalz und Butteröl

Wie wir schon sahen, hatte Weston Price (Price 1945) vor etwa sieben Jahrzehnten ein stark gesundheitsförderndes Öl mit hohem Anteil an Aktivator X alias Vitamin K_2 aus Butter extrahiert. Allerdings ist dabei zu bedenken, dass auch heutige Butter kaum noch mit dem ursprünglichen Produkt vergleichbar ist. Wegen der unnatürlichen Haltung der Milchkühe fehlen ganz einfach wichtige Inhaltsstoffe. Price konnte sich noch den Luxus leisten, darauf zu achten, dass die Milchkühe mit grünem, schnell wachsendem Gras gefüttert wurden, um den Anteil an Vitamin K_2 (Aktivator X) in seinem Butteröl zu erhöhen (vgl. Kapitel *Er hat überhaupt nicht gebohrt*).

Butterschmalz ist ebenfalls ein konzentriertes Butterfett, in dem auch die fettlöslichen Vitamine konzentriert sind. Eine Form von Butterschmalz ist Ghee-Butter. So ähnlich wie Price sein Butteröl herstellte, wird sie in Indien und Pakistan traditionell durch Schmelzen oder Sieden nach unterschiedlichen Methoden hergestellt und hat auch eine Bedeutung in der ayurvedischen Medizin. In Äthiopien fügt man während der Herstellung des Butterschmalzes Gewürze bei. Sollten Sie sich für den Kauf teurer Ghee-Butter oder von Butteröl entscheiden, achten Sie bitte auf einen Hinweis zur Fütterung der Milchkühe mit grünem Gras.

Als Qualitätsmerkmal für gute Butter kann übrigens ihre gelbe Farbe angesehen werden, sofern diese nicht von Lebensmitteltechnikern beigemischt wurde. Im Chlorophyll der Pflanzen ist nämlich neben Vitamin K$_1$ auch Betakarotin zu finden. Das ist für die natürliche Gelbfärbung der Butter verantwortlich und deshalb ein Indiz dafür, ob die Kühe Gras weiden durften. Viel Betakarotin bedeutet dann auch gleichzeitig einen hohen Anteil an Vitamin K$_1$, das die Tiere in Vitamin K$_2$ umwandeln.

Auch für Veganer gibt es Lösungen

Auf den ersten Blick scheinen Veganer bezüglich der Versorgung mit Vitamin K$_2$ besonders schlecht abzuschneiden. Das täuscht jedoch: Ein Teil des Bedarfs wird ohnehin durch Umwandlung von Vitamin K$_1$ aus Gemüse gedeckt und ein Teil durch die Produktion aus Darmbakterien. Das genügt aber nicht ganz, und deshalb wird Veganern oft geraten, Vitamin-K$_2$-haltige Nahrungsergänzungsmittel einzunehmen. Es gibt aber auch pflanzliche Lebensmittel, die infrage kommen, wenn die Auswahl auch bescheiden ist. Gemeint sind vor allem Sauerkraut und das japanische Sojagericht Natto. Letzteres ist das nach heutiger Erkenntnis an Vitamin K$_2$ reichste Lebensmittel.

Außer Vitamin K$_2$ enthält Natto weitere gesundheitsfördernde Inhaltsstoffe.

Natto-Spezialität
mit legendärem Hintergrund

Zum geschichtlichen Hintergrund gibt es verschiedene Überlieferungen (Shurtleff und Aoyagi 2007), die mehrere Jahrhunderte zurückreichen. Dazu gehören auch Legenden, die die Entdeckung Adligen oder einem berühmten Samurai zuschreiben. Uns soll die Überlegung genügen, dass Sojabohnen und Reisstroh, das die notwendigen Nattobakterien enthält, im japanischen Alltag allgegenwärtig waren. Möglicherweise fiel einst unbemerkt etwas Reisstroh in einen Topf mit Resten einer Sojabohnenmahlzeit und am nächsten Tag war Natto entstanden. Vielleicht ist aber auch etwas dran an einem militärischen oder religiösen Hintergrund.

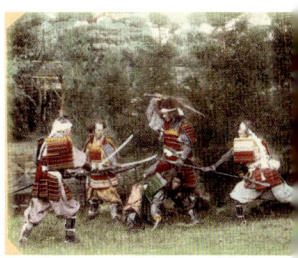

Samurai in historischer Kleidung um 1880; Gemälde von Ogawa Kazumasa (1860–1929)

Im Laufe der Jahrhunderte avancierte Natto jedenfalls zur Spezialität für Mönche, Samurai und den Adel. In Kriegszeiten war es Krisennahrung und verlieh den Soldaten Kraft und Ausdauer und diente ihnen zur Immunisierung.

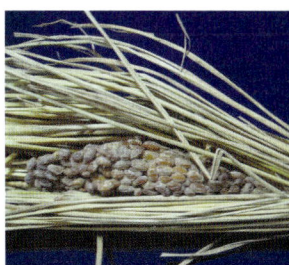

Die traditionelle Herstellung ist denkbar einfach: Man wickelt gekochte Sojabohnen in Reisstroh und stellt sie über Nacht an einen warmen Ort. Der im Reisstroh befindliche Heubazillus *Bacillus subtilis natto* fermentiert die Proteine der Sojabohnen bei um die 40° C und nach ein bis zwei Tagen hat man fertiges Natto. Heute kann man sich das Reisstroh sparen und die erforderliche Bakterienkultur einfach kaufen.

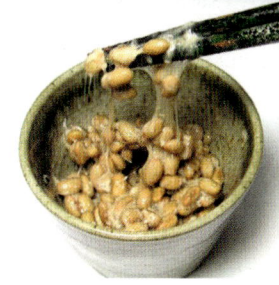

Sojabohnen in Reisstrohbündel und fertiges Natto

Durch Beimpfung gekochter Sojabohnen wird Natto auch in großem Stil industriell hergestellt und ist in Japan ein Milliardengeschäft. Bei uns ist Natto in Asia-Shops und im Internethandel erhältlich. Man kann die Speise pur servieren oder in Kombination mit anderen Zutaten wie Sushi, Reis, Sojasoße, Senf, Spaghetti, Frühlingszwiebeln, Eiern und vielem mehr. Die Hälfte der japanischen Natto-Liebhaber bevorzugt es mit Sushi (Natto-Maki).

Was für viele Japaner eine gesunde Spezialität ist, ist für unseren Gaumen gewöhnungsbedürftig. Aber immerhin stellt es für Veganer eine interessante alternative Quelle für Vitamin K$_2$ dar.

Die im Reisstroh befindlichen Nattobakterien vergären (fermentieren) etwa die Hälfte der Bohneneiweiße. Dabei bilden sich Fäden aus Polyglutaminsäuren (Moleküle aus mehreren Glutaminsäurebausteinen), die dem Gericht seine klebrige Konsistenz verleihen und zu dem typischen Aroma beitragen. Bei den von dem Nattobazillus produzierten Vitamin K$_2$ handelt es sich um MK-7, von dem die Bakterien in Natto 85 Mikrogramm pro Gramm Feuchtmasse enthalten (Yanagisawa und Sumi 2005).

Außer Vitamin K$_2$ enthält Natto weitere gesundheitsfördernde Inhaltsstoffe (B-Vitamine, Dipicolinsäure, Pyrazin und das Enzym Nattokinase). Die Dipicolinsäure wirkt antibakteriell gegen Escherichia coli und Helicobacter pylori, Pyrazin ist antithrombotisch und Nattokinase wiederum beeinflusst die Blutgerinnung. Daher werden ihm antithrombotische Eigenschaften nachgesagt. Auch soll es die für Alzheimer mitverantwortlichen Amyloidablagerungen abbauen (Ruei-Lin et al. 2009).

Natto enthält auch das erst jüngst entdeckte Vitamin PQQ (Pyrrolochinolinchinon) sowie die krebshemmenden Isoflavone Daidzein und Genistein.

Dihydrophyllochinon, eine Todsünde der Lebensmitteltechnologie

Eine der vielen Todsünden der industriellen Nahrungsmittelverarbeitung ist die Härtung von Pflanzenfetten in der Margarineherstellung und bei Frittierfetten (Pommes frites, viele industriell hergestellte Backwaren, Kartoffelchips und viele mehr). Dabei werden die wertvollen Doppelbindungen in den ungesättigten Fettsäuren künstlich aufgebrochen, wobei die für das Herz so gefährlichen Transfettsäuren entstehen. Dasselbe passiert auch mit den Doppelbindungen von Vitamin K_1 (vgl. Formel auf S. 19) und es entsteht eine nicht natürlich vorkommende Variante des Phyllochinons (Vitamin K_1), das Dihydrophyllochinon (DHP; 2', 3'-dihydrophyllochinon; dK) (vgl. Troy et al. 2007, Suttie 2009 und Rhéaume-Bleu 2012). DHP ist deshalb so gefährlich, weil es Vitamin K_1 *ähnelt*, nicht aber seine Rolle als Cofaktor übernehmen kann und auch nicht in Vitamin K_2 umgewandelt werden kann. Die Folge ist eine Zunahme nicht aktivierter Vitamin-K-abhängiger Proteine wie Osteocalcin und MGP, worunter wiederum die korrekte Kalziumverteilung leidet.

Je stärker die Verarbeitung eines Vitamin-K_1-haltigen Lebensmittels ist, umso mehr natürliches Vitamin K_1 geht verloren. Während herkömmliches Sojabohnenöl beispielsweise 314 Mikrogramm Phyllochinon pro 100 Gramm enthält und weniger als ein Mikrogramm Dihydrophyllochinon, fand man bei nur mäßig behandeltem Sojabohnenöl bereits stark veränderte Mengenverhältnisse, nämlich nur noch 71 Mikrogramm Phyllochinon, aber 85 Mikrogramm Dihydrophyllochinon. Bei stark behandeltem Sojabohnenöl lag der Gehalt von natürlichem Vitamin K_1 nur noch bei einem Mikrogramm, es enthielt aber 52 Mikrogramm Dihydrophyllochinon.

Zusätzlich zum natürlichen Vitamin K$_1$ (Phyllochinon) nehmen Jugendliche in den USA 30 bis 40 Prozent dieser Menge
in Form des veränderten Dihydrophyllochinons auf, und bei
Erwachsenen sind es auch immerhin 20 bis 25 Prozent. So
wurde bei Jugendlichen der Anteil DHP mit 28 Prozent gemessen, aber auch bei 60- bis 65-Jährigen
ließ sich ein Gehalt von 18 Prozent nachweisen
(Suttie 2009).

> DHP ist deshalb so
> gefährlich, weil es
> Vitamin K$_1$ *ähnelt*,
> nicht aber seine Rolle
> als Cofaktor über-
> nehmen und auch
> nicht in Vitamin K$_2$
> umgewandelt
> werden kann.

Es wurde sogar nachgewiesen, dass sich der
Verzehr von Nahrungsmitteln mit hohem Anteil an
Dihydrophyllochinon negativ auf die Mineralisie-
rungsdichte unserer Knochen auswirkt. Das liegt
nicht etwa daran, dass Junkfood bei den Betroffe-
nen Obst und Gemüse im Speiseplan ganz verdrän-
gen würde. Die Autoren gehen von einem eigenständigen
biologischen Effekt aus. Wahrscheinlich konkurrieren Vitamin K
und DHP als Cofaktoren für die Gamma-Carboxylase, wobei DHP
jedoch allenfalls einen Bruchteil des Aktivierungspotenzials des
intakten Vitamins hat. So scheint DHP nicht in der Lage zu sein,
Osteocalcin zu aktivieren, und erste Erkenntnisse deuten darauf
hin, dass es bei der Blutgerinnung nur zehn Prozent der biologischen Aktivität seines natürlichen Verwandten aufweist (Troy
et al. 2007).

Aufnahme und Verteilung von Vitamin K

Da wir Vitamin K_1 gar nicht und Vitamin K_2 nur in geringem Maß aus Vitamin K_1 selbst herstellen können, müssen wir beides von außen zuführen. Das geschieht bei Vitamin K_1 durch pflanzliche Lebensmittel und zwar vorwiegend über grünes Blattgemüse. Vitamin K_2 gewinnt unser Körper hingegen aus Lebensmitteln tierischen Ursprungs, ein Teil wird von Darmbakterien produziert und einen Teil stellen wir, wie erwähnt, aus Vitamin K_1 her.

Der Vitamin-K-Gehalt in unseren Organen hängt in großem Maße von unseren Essgewohnheiten ab (Suttie 2009). Demnach nehmen Frauen in Großbritannien nur 66 Mikrogramm Vitamin K_1 pro Tag auf, in den USA sind es 97 Mikrogramm und in Japan 155 Mikrogramm, während Männer in den USA täglich 120 und in Großbritannien 72 Mikrogramm aufnehmen. In Irland sind es 81 Mikrogramm bei Frauen und 86 bei Männern.

Als fettlösliches Vitamin wird Vitamin K zunächst aus dem Dünndarm mithilfe von Gallensäuren zusammen mit Fett in spezielle Transportvehikel, die Chylomikronen, aufgenommen. Diese werden nach einer fetthaltigen Mahlzeit in der Dünndarmwand gebildet. Der weitere Transportweg von Vitamin K_1 und Vitamin K_2 und deren Verteilung unterscheidet sich dann aber (Schurgers und Vermeer 2002, Schurgers et al. 2007b, Suttie 2009). Während Vitamin K_1 vorwiegend in die Leber transportiert wird und dort verweilt, gelangt Vitamin K_2 von dort in andere Organe. Vitamin K_1 wird nämlich vorwiegend zusammen mit Triglyzeriden

(TRL) transportiert, Vitamin K_2 aber auch gemeinsam mit Cholesterin in den LDL (low density lipoproteins = Lipoproteine niedriger Dichte)* und den HDL (high density lipoproteins = Lipoproteine hoher Dichte). Neben dieser energieabhängigen Aufnahme von Vitamin K zusammen mit Fett scheint MK-9 auch passiv per Diffusion aufgenommen zu werden.

In einer Vergleichsstudie (Schurgers et al. 2007b) mit gesunden Probanden wurden für Vitamin K_1 und Vitamin K_2 (MK-7) etwa vier Stunden nach der Aufnahme maximale Serumspiegel gemessen. Während die Konzentration von Vitamin K_1 jedoch nach einigen Stunden wieder gegen null lief, ließ sich Vitamin K_2 noch vier Tage später nachweisen. Nach 24 Stunden war die Verfügbarkeit von Vitamin K_2 zweieinhalbmal besser als die von Vitamin K_1 und nach 96 Stunden sogar sechsmal besser.

Bei regelmäßiger täglicher Einnahme von 100 Mikrogramm wurde nur Vitamin K_2 in den ersten zwei Wochen angereichert und ein Gleichgewicht erzielt, nicht aber Vitamin K_1. Da die Gleichgewichtskonzentration von Vitamin K_2 sieben- bis achtmal höher als die von Vitamin K_1 ist, folgern die Autoren, dass die tägliche Einnahme von 25 Mikrogramm Vitamin K_2 (MK-7) effektiver ist als von 100 Mikrogramm K_1 (Schurgers et al. 2007b).

Für die Aufnahme von Vitamin K ins Gewebe sind vermutlich dieselben Rezeptoren (Apolipoprotein E, ApoE) verantwortlich, die auch der Aufnahme von Triglyzeriden in die Zellen dienen. Es gibt verschiedene Varianten von ApoE, die sich in der Intensität der Fettaufnahme unterscheiden.

Vitamin K_2 gewinnt unser Körper aus Lebensmitteln tierischen Ursprungs, ein Teil wird von Darmbakterien produziert und einen Teil stellen wir aus Vitamin K_1 her.

---

* Lipoproteine sind kleine Partikel, in denen Fett (Triglyzeride und Cholesterin) mithilfe spezieller Eiweiße im Körper transportiert werden.

Möglicherweise werden die verschiedenen Vitamin-K_2-Varianten in unterschiedlichen Darmabschnitten resorbiert. So werden die mit der Nahrung aufgenommenen langkettigen Menachinone im Dünndarm aufgenommen, während die von Darmbakterien gebildeten Varianten im Dickdarm zu finden sind. Es handelt sich unter anderem um folgende Bakterien: Bacteroides produziert MK-10 bis MK-13, Enterobacter produziert MK-8, Veillonella produziert MK-7 und Eubacterium produziert MK-6.

Die Angaben über die Resorptionsmengen von Vitamin K_2 aus der Nahrung schwanken sehr stark (vgl. Suttie 2009). Wie für alle fettlöslichen Vitamine gilt, dass die Aufnahme aus fettigem Essen besonders gut erfolgt und zwar zu 15 bis 80 Prozent. Ohne Fett sind es nur marginale Mengen.

Da Vitamin K_1 fest an die Chloroplasten grüner Blätter gebunden ist, ist solches von Blattgemüse weniger bioverfügbar als solches aus Pflanzenölen oder Nahrungsergänzungsmitteln. Das Vitamin K_2 MK-7 aus Natto hat beispielsweise die zehnfache Bioverfügbarkeit von Vitamin K_1 und eine Halbwertzeit von 56 Stunden (nach 56 Stunden ist die Hälfte verbraucht), während Vitamin K_1 aus Blattspinat nur eine Halbwertzeit von 7,5 Stunden besitzt (Booth und Rajabi 2008).

Dabei gibt es große Unterschiede zwischen verschiedenen Individuen, aber auch bei jedem Menschen, abhängig von Ernährung, Alter, Geschlecht und dem allgemeinen Gesundheitszustand (vgl. Booth und Rajabi 2008). Aber auch unterschiedliche Messmethoden können unterschiedliche Ergebnisse liefern. Die Angaben mehrerer Quellen zeigen Plasmawerte zwischen 0,69 und 2,17 Nanomol Vitamin K_1 pro Liter Plasma (nmol/l) (vgl. Suttie 2009).

Für Vitamin K_2 liegen noch weniger Daten vor. Es wurden Plasmakonzentrationen von 0,1 bis 0,3 Nanogramm MK-4 pro Milliliter gemessen, die sich nicht durch die Gabe von Vitamin K_1

erhöhen ließen (Suttie 2009). Konsequenterweise muss Vitamin K_2 zusätzlich aus den entsprechenden Quellen aufgenommen werden.

Bei jungen Erwachsenen, die kein Natto verzehrt hatten, wurden Werte von 0,3 bis 0,5 Nanogramm MK-7 und MK-8 pro Milliliter Plasma gemessen (Suttie 2009). Mit zunehmendem Alter nimmt der Plasmagehalt an diesen beiden Vitamin-K_2-Varianten jedoch offenbar ab, und diese Abnahme scheint mit einem erhöhten Osteoporoserisiko einherzugehen (Hodges et al. 1991). Durch den Verzehr von Natto lässt sich die Plasmakonzentration an MK-7 etwa verdoppeln. Zusätzlich wird dadurch auch der Gehalt an anderen Formen des Vitamins K_2 erhöht.

Zeitpunkt	Vitamin K_1	Vitamin K_2			
		MK-4	MK-5	MK-6	MK-7
Vor Aufnahme	1,04	0,41	0,31	0,42	1,18
4 Stunden nach Aufnahme	1,52	0,53	0,42	0,72	2,41

Einfluss des Verzehrs von 50 Gramm Natto, entsprechend einem Gehalt von etwa 500 Mikrogramm MK-7, auf die Plasmakonzentrationen (in Mikrogramm) verschiedener Formen von Vitamin K (Wakabayashi et al. 2003).

Wie viel Menachinon aus dem Darm aufgenommen wird, weiß man nicht. Aber Zahlen über den Gehalt an Vitamin K_2 in verschiedenen Organen sind bekannt.

Vitamin K_1 wird hauptsächlich in der Leber gefunden und hat (bei Ratten) eine Halbwertzeit von zehn bis fünfzehn Stunden. Die Leber ist das Organ, in dem auch die Blutgerinnungsfaktoren gebildet werden. Auch in den Nebennieren, der Lunge, dem Knochenmark, den Nieren und den Lymphknoten ist es in nennenswerten Konzentrationen vorhanden. 90 Prozent des in der Leber befindlichen Vitamin K entfallen auf Vitamin K_2 (siehe Tabelle auf S. 31).

	Studie A	Studie B	Studie C	Studie D
Vitamin K_1 (Phyllochinon)	22 ± 5	18 ± 4	28 ± 4	17 ± 7
Vitamin K_2 (MK-5)	12 ± 18			
Vitamin K_2 (MK-6)	12 ± 13			
Vitamin K_2 (MK-7)	57 ± 59	122 ± 61	34 ± 12	3 ± 1
Vitamin K_2 (MK-8)	95 ± 157	11 ± 2	9 ± 2	7 ± 1
Vitamin K_2 (MK-9)	2 ± 4	4 ± 2	2 ± 1	8 ± 2
Vitamin K_2 (MK-10)	67 ± 71	96 ± 16	75 ± 10	23 ± 7
Vitamin K_2 (MK-11)	90 ± 15	94 ± 36	99 ± 15	15 ± 6
Vitamin K_2 (MK-12)	15 ± 13	21 ± 6	14 ± 2	
Vitamin K_2 (MK-13)	5 ± 6	8 ± 3	5 ± 1	

Vitamin-K-Gehalt (Pikomol pro Gramm) in der Leber des Menschen aus vier unterschiedlichen Studien (Sutti 2009; nach verschiedenen Quellen). Die erste Zahl einer Spalte gibt den Mittelwert bei sechs bis sieben verschiedenen Testpersonen an, die zweite Zahl die Standardabweichung. Die großen Unterschiede zwischen einzelnen Individuen zeigen, wie sehr die Gehalte an Vitamin K von Mensch zu Mensch schwanken.

Im Gehirn, in der Bauchspeicheldrüse, in den Speicheldrüsen und im Knorpel (Sternum) scheint Vitamin K_2 (MK-4) eine besonders wichtige Rolle zu spielen. Darauf deuten jedenfalls Befunde hin, die zeigen, dass sich dessen Konzentration stark durch die Gabe von Vitamin K_1 erhöhen lässt (Thijssen und Drittij-Reihnders 1994). Wenn unser Körper in diesen Organen aber Vitamin K_2 aus Vitamin K_1 so stark anreichert, muss das einen Grund haben (vgl. Kapitel *Vitamin K im Alter: Verteilung nach Wichtigkeit – die Triage-Theorie*). Interessanterweise werden die hohen Konzentrationen in diesen Organen (bei Ratten) eher durch die Gabe von Phyllochinon (Vitamin K_1) als durch direkte Gabe von MK-4 (Vitamin K_2) erzielt.

Vitamin-K-Mangel

Unser Körper kann etwa 100 Milligramm Vitamin K – vorwiegend in der Leber – speichern (Suttie 2009). Die Leber reguliert auch den Vitamin-K-Haushalt. Daher führen Lebererkrankungen zu einem Mangel dieses wichtigen Vitamins. Die Nutzung von Vitamin K oder seine Aufnahme in den Körper kann aber auch durch zu hohen Alkoholkonsum oder Medikamente (Antibiotika, Blutgerinnungshemmer) behindert werden.

Bei Lebererkrankungen und Alkoholmissbrauch kann die Regenerierung (Recycling) von Vitamin K gestört sein. Arzneimittel wie Antibiotika können die Darmflora zerstören. Damit gehen auch die Bakterien zugrunde, die Vitamin K_2 produzieren.

Man kann davon ausgehen, dass Menschen mit nicht optimaler Versorgung mit Vitamin K_1 auch mangelhaft mit anderen Vitalstoffen versorgt werden. In der Folge verstärken sich die Effekte.

Bei Patienten mit Fettaufnahmestörungen (obstruktive Gelbsucht, Pankreasinsuffizienz, Mukoviszidose oder Zöliakie) ist auch die Aufnahme von Vitamin K aus dem Darm gestört, sodass sie gefährdet sind, einen Mangel zu erleiden. Das kann bei Störungen der Bauchspeicheldrüse und der Gallenblase der Fall sein (Cholestase).

Nicht zu vergessen ist auch die gegenseitige Beeinflussung von Blut verdünnenden Arzneimitteln (Antikoagulanzien wie Cumarin) und Vitamin K. Diese werden ja speziell zur Hemmung der Blutgerinnung eingesetzt und blockieren das Recycling von Vitamin K.

Besonders gravierend wirkt sich ein Mangel an Vitamin K bei Säuglingen aus. Es kann – meist zwischen dem 2. und 5. Lebenstag – zu unnatürlichen tödlichen Gehirnblutungen, aber auch Darm- und Nasenblutungen kommen (Morbus haemörrhagicus neotatorum). Säuglinge werden schon mit einem Vitamin-K-Mangel geboren, weil nur wenig Vitamin K durch die Plazenta gelangt. Zudem ist die Leber des Neugeborenen noch unterentwickelt und kann nicht genug Vitamin-K-abhängige Eiweiße (Gerinnungsfaktoren) bilden und nur wenig Vitamin K speichern. Außerdem ist der Darm noch nicht mit Bakterien besiedelt, die Vitamin K_2 bilden.

Erschwerend kann sich die Einnahme bestimmter Medikamente während der Schwangerschaft auswirken (Antiepileptika, Abführmittel, Gerinnungshemmer oder Antibiotika).

Die erste Muttermilch, auch Kolostrum genannt, enthält nur sehr wenig Vitamin K_1 und K_2. Auch Kuhmilch ist keine ausgesprochen gute Vitamin-K-Quelle, vor allem entfettete Milch enthält noch weniger davon, da das fettlösliche Vitamin bei der Bearbeitung zwangsläufig herausgefiltert wird. Muttermilch enthält etwa 0,1 bis 0,15 Mikrogramm Vitamin K_1 pro Milliliter. Mitunter können es auch bis zu 0,4 Mikrogramm sein. Der Gehalt in Kuhmilch mit 3,5 Prozent Fettgehalt liegt bei 0,4 bis 0,6 Mikrogramm. Der Gehalt an Vitamin K_2 (MK-4) in der Muttermilch liegt in der gleichen Größenordnung wie der von Vitamin K_1 (Suttie 2009).

Deshalb wird Säuglingsmilch oft mit Vitamin K angereichert. Außerdem wird eine Vitamin-K-Prophylaxe gleich nach der Geburt empfohlen. Da die intramuskuläre Verabreichung von Vitamin K zu bösartigen Geschwüren führen kann, wurde die frühere Prophylaxe-Praxis wieder aufgegeben. Heute wird meist eine orale Gabe am 1. Lebenstag, bei der U2 und der U3 verabreicht. Bei Frühchen und kranken Neugeborenen wird weiterhin die Injektion von Vitamin K empfohlen.

Schon sehr lange ist bekannt, dass mit Antibiotika behandelte Patienten Hypothrombinämien (verringerte Blutgerinnung aufgrund unzureichender Aktivierung von Prothrombin) entwickeln, was als Folge der Abtötung von Darmbakterien und dem damit fehlenden Vitamin K_2 interpretiert wird. Andere Folgen wurden bisher nicht untersucht, aber man kann davon ausgehen, dass natürlich auch die Funktionen betroffen sind, für die Vitamin K_2 hauptsächlich zuständig ist, nämlich die Kalziumverteilung. Das ist auch in der Tat ein großes Problem bei organtransplantierten Menschen, die ja vorbeugend mit Antibiotika behandelt werden.

Man kann davon ausgehen, dass Menschen mit nicht optimaler Versorgung mit Vitamin K_1 auch mangelhaft mit anderen Vitalstoffen versorgt werden.

Es wird aber auch eine Hemmung der Vitamin-K-Regeneration durch Antibiotika in der Leber diskutiert. Ganz sicher wird man in Zukunft großes Augenmerk auf die Folgen eines antibiotika-induzierten Vitamin-K_2-Mangels legen müssen, während bis heute der Einfluss auf die Vitamin-K_1-abhängige Blutgerinnung im Fokus steht, zu dem Vitamin K_2 jedoch vergleichsweise wenig beiträgt.

Im Alter nimmt der Gehalt an Vitamin K wieder ab. So verringert auch das Fehlen von Östrogen bei Frauen jenseits der Wechseljahre den Gehalt an Vitamin K_1.

Der bei Altersheimbewohnern bekannte Vitamin-D-Mangel lässt sich mit zu wenig Aufenthalt an der Sonne erklären, sowie mit Mangelernährung. Letzteres trägt bei ihnen aber auch zu einem Vitamin-K-Mangel bei.

Bin ich mit Vitamin K$_2$ unterversorgt? Ein Selbsttest

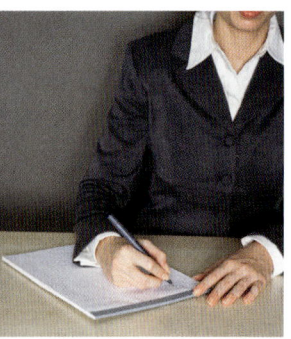

Da sich die suboptimale Versorgung mit Vitamin K$_2$ im Gegensatz zu einem Mangel an Vitamin K$_1$ oft erst nach Jahrzehnten bemerkbar macht, ist es wichtig, seinen Versorgungsstatus zu kennen. Während es für die Bestimmung vieler anderer wichtiger Plasmawerte Standardmethoden gibt, ist dies bei Vitamin K$_2$ nicht der Fall. Solche Tests werden bisher nur in wissenschaftlichen Studien durchgeführt. Aber auch darin wird der Gehalt an Vitamin K$_2$ nicht direkt gemessen, sondern der Gehalt an nicht aktiviertem (un[ter]carboxyliertem) Osteocalcin im Plasma. In manchen Arbeiten wird auch das Verhältnis von untercarboxyliertem Osteocalcin zum Gesamt-Osteocalcin gemessen. Dabei gelten Werte unter 3,6 Nanogramm pro Milliliter Serum als normal. Je nach Thema kann auch der Gehalt an nicht aktiviertem MGP als Maß für den Gehalt an Vitamin K$_2$ dienen. Diese Messmethoden erfassen also nur den Serumgehalt an inaktivem Osteocalcin oder MGP. Die aktivierten Proteine befinden sich aber oft konzentriert in bestimmten Organen.

Auf jeden Fall weisen gesunde Erwachsene etwa dreißig Prozent untercarboxyliertes Serum-Osteocalcin auf, das sich durch erhöhte Einnahme von Vitamin K senken lässt. Das deutet auf einen

Leider gibt es noch keine Möglichkeit, den Vitamin K$_2$-Status im Labor bestimmen zu lassen. Der Selbsttest liefert aber gute Anhaltspunkte für die eigene Versorgung.

verbreiteten Vitamin-K$_2$-Mangel hin. Dieser Mangel kann innerhalb weniger Tage recht einfach durch erhöhte Einnahme von Vitamin K$_1$ und Vitamin K$_2$ behoben werden. Aber nur Vitamin K$_2$ (MK-7) ist in der Lage, eine dauerhafte Erhöhung des aktivierten Osteocalcins zu bewerkstelligen. Sie lag in einer Studie dreimal höher als die durch Vitamin K$_1$ erzielte (Schurgers et al 2007b).

Ähnliche Ergebnisse wurden mit Probanden gewonnen, die einmal wöchentlich Natto aßen, das 775, 1 298 oder 1 765 Mikrogramm Vitamin K$_2$ (MK-7) pro 100 Gramm enthielt. In den beiden letzten Gruppen wurden von Beginn an signifikant höhere Werte aktivierten Osteocalcins gefunden. Aber schon der regelmäßige Verzehr von Natto (775 Mikrogramm MK-7 pro 100 Gramm) mehrmals pro Monat ergab bei 134 gesunden Menschen einen signifikant höheren Serumgehalt an MK-7 und aktiviertem Osteocalcin (Tsukamo et al. 2000).

Solange keine Standardtests zur Verfügung stehen, kann man versuchen, seinen Versorgungsstatus mit Vitamin K$_2$ wenigstens grob einzuschätzen. Dabei will Ihnen dieses Kapitel helfen. Mithilfe der nachfolgenden Fragen können Sie ein Gefühl dafür bekommen, was bezüglich Ihrer Vitamin-K$_2$-Versorgung möglicherweise im Argen liegt und was Sie dagegen tun können.

Zunächst einmal zum Test: Gehen Sie bitte alle Fragen nacheinander durch und kreuzen Sie in den beiden rechten Spalten die am ehesten zutreffende Antwort an. Zählen Sie anschließend die Anzahl der Kreuze getrennt für beide Spalten zusammen und bewerten Sie jedes Kreuz mit einem Punkt. In jeder Spalte können Sie maximal 20 Punkte erreichen. Je mehr Punkte Sie in der ersten erreichen und je weniger in der zweiten Spalte, umso größer ist die Wahrscheinlichkeit, dass Sie aufgrund Ihrer Lebensumstände (Krankheiten, Medikamenteneinnahme und Ernährungsgewohnheiten) der Gefahr eines schleichenden, chronischen Vitamin-K$_2$-Mangels ausgesetzt sind.

In diesem Fall sollten Sie die Parameter ändern, die Sie selbst aktiv beeinflussen können. Dazu gehört an erster Stelle die Überprüfung der Essgewohnheiten. Essen Sie regelmäßig Lebensmittel mit hohem Anteil an Vitamin K_2, beispielsweise Käse, Eier, Leber und Sauerkraut oder Natto (vgl. Kapitel *Lebensmittel als Quelle von Vitamin K₂*).

Gegebenenfalls sollten Sie überlegen, entsprechende Nahrungsergänzungsmittel einzunehmen. Falls das Ergebnis durch Krankheiten und / oder Medikamenteneinnahme beeinflusst wurde, sollten Sie gemeinsam mit Ihrem Arzt oder Heilpraktiker überlegen, ob es Ansatzpunkte für Veränderungen der Behandlung gibt. Antibiotika lassen sich beispielsweise in den meisten Fällen hervorragend durch kolloidales Silber ersetzen (Pies 2012, Pies und Reinelt 2011). Therapeutisches kolloidales Silber ist nebenwirkungsfrei und sehr gut verträglich.

Außerdem sollten Sie auf eine gesunde Darmflora achten, denn die Darmbakterien versorgen uns zu einem guten Teil mit dem wichtigen Vitamin K_2. Unterstützend helfen dabei probiotische Joghurts usw.

Bitte beachten Sie, dass sich dieser Test auf Vitamin K_2 und nicht auf Vitamin K_1 bezieht. Patienten, die gerinnungshemmende Arzneimittel (Cumarine) einnehmen, müssen ganz anders vorgehen. Einerseits hemmen diese Arzneimittel die Regenerierung von Vitamin K_1, wirken sich dadurch aber auch auf den Gehalt an Vitamin K_2 aus. Solche Patienten müssen darauf achten, nicht zu viele Vitamin-K_1-reiche Lebensmittel (z. B. grünes Blattgemüse) zu essen (vgl. Kapitel *Nebenwirkungen, Wechselwirkungen, Überdosierungen*).

Wenn Sie interessiert, ob Ihre Gefäße glatt und frei oder möglicherweise schon verkalkt und verstopft sind, lässt sich das ganz einfach mittels einer CT-Untersuchung (Computertomografie) feststellen. Damit lässt sich der Verkalkungsgrad ermitteln und eine gewisse Vorhersage treffen, wie stark Sie gefährdet sind, einen Herzinfarkt oder Schlaganfall zu erleiden.

Selbsttest zur Ermittlung des Vitamin-K$_2$-Status

Bitte jeweils die am ehesten zutreffende Antwort ankreuzen:

Fragen	Spalte 1	Spalte 2
Ernähren Sie sich rein vegetarisch (kein Fleisch)?	ja	nein
Ernähren Sie sich rein vegan (kein Fleisch, keine Tierprodukte)?	ja	nein
Wie oft pro Woche essen Sie Fleisch?	< 3-mal	> 3-mal
Wie viele Eier pro Woche essen Sie?	< 3 Stück	> 3 Stück
Wie oft pro Monat essen Sie Leber?	< 1-mal	> 1-mal
Wie oft pro Woche essen Sie Hartkäse?	< 3-mal	> 3-mal
Wie oft pro Monat essen Sie Sauerkraut?	< 1-mal	> 1-mal
Wie oft pro Monat essen Sie Natto?	< 1-mal	> 1-mal
Wurde bei Ihnen eine Osteoporose festgestellt?	Ja	Nein
Sind Sie eine Frau jenseits der Wechseljahre (ohne Hormonsubstitution)?	Ja	Nein
Haben oder hatten Sie starke Kariesprobleme?	Ja	Nein
Sind Sie jünger als 20 oder älter als 50 Jahre?	Ja	Nein
Wurde bei Ihnen Atherosklerose diagnostiziert?	Ja	Nein
Haben Sie eine Herzkrankheit?	Ja	Nein
Haben oder hatten Sie eine Krebserkrankung?	Ja	Nein
Leiden Sie unter Venenvarizen?	Ja	Nein
Haben Sie Diabetes Typ II (Altersdiabetes)?	Ja	Nein
Nehmen Sie öfter Antibiotika ein?	Ja	Nein
Nehmen Sie Cumarinderivate (Blutgerinnungshemmer) ein?	Ja	Nein
Leiden Sie an einer Krankheit, die mit Resorptionsstörungen verbunden ist (z. B. Mukoviszidose, Darmerkrankung)?	Ja	Nein

Ernährungsempfehlungen

Bei uns wird Frauen derzeit unter anderem von der *Deutschen Gesellschaft für Ernährung* die tägliche Aufnahme von 60 Mikrogramm Vitamin K empfohlen und Männern 70–80 Mikrogramm.

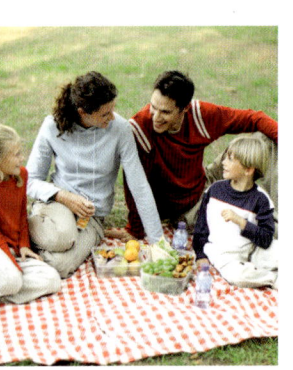

In den USA gilt die Empfehlung von 120 Mikrogramm Vitamin K pro Tag für Männer und 90 Mikrogramm für Frauen. In der Orthomolekularmedizin liegen die Empfehlungen bei 100 bis 400 Mikrogramm.

Leider wird in allen Fällen noch nicht zwischen Vitamin K_1 und Vitamin K_2 unterschieden. Die Empfehlungen basieren auf Befunden bei gesunden Menschen, ohne eine eventuelle chronische Unterversorgung zu berücksichtigen, die vermutlich bei vielen Menschen vorliegt. Auch ist dabei nicht berücksichtigt, dass die Bioverfügbarkeit von Vitamin K aus Nahrungsergänzungsmitteln weitaus höher ist als die aus Lebensmitteln. Das bedeutet, dass für die Bedarfsdeckung durch Nahrungsergänzungsmittel geringere Mengen nötig sind. In Studien werden meist Tagesdosen von 45 bis 360 Mikrogramm Vitamin K2 (aus Natto gewonnenes MK-7) verabreicht.

Solange noch keine eindeutig differenzierten Ernährungsempfehlungen vorliegen, kann man sich daran orientieren, regelmäßig Vitamin-K_2-haltige Lebensmittel zu verzehren (vgl. Kapitel *Lebens-*

Leider gibt es noch keine Möglichkeit, den Vitamin-K_2-Status im Labor bestimmen zu lassen. Der Selbsttest liefert aber gute Anhaltspunkte für die eigene Versorgung.

mittel als Quelle von Vitamin K$_2$). Inzwischen wird aber auch von mehreren Unternehmen Vitamin-K$_2$-haltige Nahrungsergänzung angeboten. Diese ist unter anderem für diejenigen interessant, die den Verzehr von Tierprodukten ablehnen.

Bei Resorptionsstörungen oder bei Medikamenteneinnahme sollten Sie gegebenenfalls mit Ihrem Arzt oder Heilpraktiker über eine mögliche Beeinflussung des Vitamin-K-Status sprechen (vgl. Kapitel *Nebenwirkungen, Wechselwirkungen, Überdosierungen*).

Nebenwirkungen, Wechselwirkungen, Überdosierungen

Wie wir gesehen haben, besteht bei vielen gesunden Menschen die Gefahr einer chronischen Vitamin-K_2-Unterversorgung, die sich jedoch leicht durch entsprechende Lebensmittel beheben lässt. Mitunter wird angenommen, dass eine zu hohe Aufnahme von Vitamin K zu einer übermäßigen Blutungsneigung führen könnte. Überdosierungen sind jedoch bei Gesunden nicht möglich, da die Wirkung von Vitamin K durch die Menge der zu aktivierenden Proteine begrenzt ist.

Bei kranken Menschen ist die Situation ganz anders. Einerseits kann die Aufnahme von Vitamin K aus dem Darm und damit die Verwertung aus den Lebensmitteln gestört sein. Andererseits können Arzneimittel den Vitamin-K-Status beeinflussen.

Antibiotika können die Darmbakterien abtöten, die Vitamin K_2 produzieren und damit einen Teil unseres Tagesbedarfs decken. Manche Antibiotika scheinen außerdem die Gamma-Carboxylierung zu hemmen, also die Aktivierung von Vitamin-K-abhängigen Proteinen.

Corticosteroide können die Gesamtkonzentration an Osteocalcin und die Menge des nicht aktiviertem (untercarboxyliertem) Osteocalcin verringern. Daher kann die Einnahme von Corticoiden das Messergebnis beziehungsweise den Rückschluss auf den Vitamin-K_2-Gehalt verfälschen.

Arzneimittel gegen Epilepsie (Antiepileptika, Antikonvulsiva) und Salicylate (schmerzlindende, fiebersenkende Entzündungshemmer) sind mit einem Vitamin-K-Mangel verbunden.

Da der Wirkstoff Omeprazol (ein Protonenpumpenhemmer) das Bakterienwachstum im Darm fördert, kommt es dadurch zu einer verstärkten Vitamin-K_2-Produktion.

Besondere Vorsicht ist bei der Einnahme von Blutgerinnungshemmern (Cumarine) geboten, die das Enzym blockieren, das verbrauchtes Vitamin K_1 regeneriert. Wer zusätzliche Arzneimittel einnimmt, muss dies auf jeden Fall mit dem behandelnden Arzt besprechen. Selbst für solche Patienten gilt der tägliche Verzehr von Lebensmitteln, die 100 Mikrogramm Vitamin K enthalten, als unproblematisch. Vor allem bei der Einnahme von Vitamin K_2 als Nahrungsergänzung ist jedoch zu bedenken, dass sich beispielsweise MK-7 besser im Körper anreichert und länger aktiv bleibt als Vitamin K_1.

Zeitweise gab es sogar Überlegungen, dass die regelmäßige Einnahme von Vitamin K_2 (MK-7) bei gleichzeitig korrekt eingestellter Cumarindosis zu stabileren INR-Werten (vgl. Kapitel *Die Rolle von Vitamin K_1 bei der Blutgerinnung*) führt (Schurgers et al. 2007b). Neuere Erkenntnisse deuten jedoch darauf hin, dass schon sehr niedrige Dosen, nämlich 10 Mikrogramm Vitamin K2 bei einigen Menschen die Antikoagulationstherapie signifikant beeinflussen können. Deshalb wird von der gleichzeitigen Gabe eines Vitamin-K-Antagonisten und Vitamin K2 abgeraten (Theuwissen et al. 2013).

Glossar

Antikoagulantien: Gerinnungshemmende Medikamente, die die Blutgerinnung hemmen bzw. verlangsamen. Dazu gehören auch sogenannte Cumarine oder Cumarinderivate, die die Rückgewinnung von verbrauchtem Vitamin K_1 (► *VKOR*) hemmen, sodass weniger Blutgerinnungsfaktoren aktiviert werden können.

Cofaktor: Darunter versteht man Moleküle oder eine Gruppe von Molekülen, die nicht aus Eiweiß bestehen und für die Funktion eines Enzyms unerlässlich sind. Dazu zählen u.a. Metalle und Vitamine. Vitamin K fungiert als Cofaktor für das Enzym ► *Gamma-Glutamyl-Carboxylase.*

Carboxylierung: Anhängen eines Kohlendioxids (CO_2; Carboxylgruppe) an bestimmte Aminosäuren eines Proteins (► *Gamma-Glutamyl-Carboxylase*).

dp-ucMPG = nicht phosphoryliertes-untercarboxyliertes MGP (engl.: desphosphorylated-undercarboxylated MGP): Um seine vollständige Aktivität entfalten zu können, muss das Protein ► MGP sowohl carboxyliert (► Carboxylierung) als auch phosphoryliert werden (Anhängen von Phosphat an bestimmte Aminosäuren eines Proteins).

Faktor X / Aktivator X: In den 1940er-Jahren nahm der US-amerikanische Zahnarzt Dr. Weston Price an, dass es in ursprünglicher Nahrung einen fettlöslichen Faktor (Faktor X / Aktivator X) geben muss, dessen Mangel in moderner Nahrung zu vielen Zivilisationskrankheiten führt. Dieser Faktor X wurde 2007 als Vitamin K_2 identifiziert.

Fermentation: Früher wurden die Begriffe Fermentation und Gärung gleichgesetzt und bezogen sich beide auf die Stoffumsetzung durch Lebewesen (Bakterien, Pilze usw.) unter Sauerstoffausschluss. Heute wird der Begriff Fermentation oder Fermentierung als Oberbegriff weiter gefasst und bezieht sich auf alle technischen Bioreaktionen, während sich die Bezeichnung Gärung weiterhin auf die sauerstofffreien Prozesse beschränkt.

Gamma-Glutamyl-Carboxylase: Ein Enzym, das ► *Vitamin-K-abhängige Proteine* ► *carboxyliert* und dadurch aktiviert.

Menachinon: Einer der wissenschaftlichen Namen für Vitamin K_2. Menachinon spielt bei vielen Bakterien eine Rolle für die Energiegewinnung.

116

Menadion: Anderer Name für Vitamin K_3, ein synthetisches Molekül, das in der Vieh-mast (Geflügel-, Rinderzucht) eingesetzt wird und von den Tieren zu Vitamin K_2 um-gewandelt wird.

MK: Die Abkürzung MK ist von den beiden Begriffen ▸ *Menachinon* und Vitamin K_2 ab-geleitet. Da Vitamin K_2 eine Gruppe von Molekülen umfasst, die sich durch die Länge ihrer Seitenketten unterscheiden, wird diese Länge durch die zusätzliche Angabe der Anzahl von Doppelbindungen (bzw. Isoprenoideinheiten) gekenn-zeichnet. MK-4 bedeutet beispielsweise Menachinon bzw. Vitamin K_2 mit vier Dop-pelbindungen usw..

MGP = Matrix Gla Protein: Ein ▸ *Vitamin-K-abhängiges Protein*, das man vorwiegend im Weichgewebe findet, wo es die Einlagerung von Kalzium verhindert. MGP schützt z.B. vor der Einlagerung von Kalzium in Blutgefäße und somit vor Herzinfarkt und Schlaganfall.

Osteocalcin: Ein Protein, das man vorwiegend in Knochen und Zähnen findet, wo es für die Einlagerung von Kalzium sorgt. Es gehört zu den ▸ *Vitamin-K-abhängigen Proteinen.*

Phyllochinon: Einer der wissenschaftlichen Namen für Vitamin K_1. Phyllochinon spielt bei grünen Pflanzen eine Rolle für die Energiegewinnung.

ucOsteocalcin = un[ter]carboxyliertes (engl.: undercaboxylated) Osteocalcin: Wird ▸ Osteocalcin nicht oder nur unvollständig durch das Enzym ▸ *Gamma-Glutamyl-Carboxylase* und Vitamin K ▸ carboxyliert, kann es seine Aufgabe nicht erfüllen, Kalzium in Kochen und Zähne einzulagern.

Vitamin-K-abhängige Proteine: Eiweiße, die ihre Funktion erst aufnehmen können, wenn sie durch das Enzym ▸ *Gamma-Glutamyl-Carboxylase* mithilfe von Vitamin K als Cofactor verändert wurden (Aktivierung durch ▸ *Gamma-Carboxylierung*). Viele Blutgerinnungsfaktoren sind Vitamin-K-abhängig, aber auch ▸ *Osteocalcin* und ▸ *MGP*.

VKOR = Vitamin-K-Epoxid-Reduktase: Enzym, das verbrauchtes Vitamin K_1 in begrenz-tem Umfang wiederherstellen (recyceln) kann. Dieses Enzym wird durch Cumarine (▸ *Antikoagulantien*) gehemmt. Dadurch wird die Gerinnungsfähigkeit des Blutes herabgesetzt, um Thrombosen vorzubeugen.

Literatur

Apalset, E. M., C. G. Gjesdal, G. E. Eide und G. S. Tell: Intake of vitamin K1 and K2 and risk of hip fractures: The Hordaland Health Study. In: Bone (2011) Band 49 Nr. 5 S. 990–995.

Bellido-Martín, Lola und Pablo Garciá de Frutos: Vitamin K-dependent Actions of Gas6. In: Litwack 2008 S. 157–184.

Berkner, Kathleen L.: Vitamin K-Dependent Carboxylation. In: Litwack 2008 S. 131–156.

Beulens, J. W., M. L. Bots, F. Atsma, M. L. Bartelink, M. Prokop, J. M. Geleijnse, J. C. Witteman, D. E. Grobbee und Y. T. van der Schouw: *High dietary menaquinone intake is associated with reduced coronary calcification.* In: Atherosclerosis (2009) Band 203 Nr. 2 S. 489–493.

Binkley, S. B., D. W. MacCorquodale, Sidney A. Thayler und Edward A. Doisy: *The isolation of vitamin K$_1$.* In: J. Biol. Chem. Band 130 (1939) S. 219-234.

Bolland, M. J., A. Grey, A. Avenell, G. D. Gamble und I. R. Reid: Calcium supplements with or without vitamin D and risk of cardiovascular events: reanalysis of the Women's Health Initiative limited access dataset and meta-analysis. In: BMJ (2011) Band 342

Booth, S. L.: Skeletal functions of vitamin K-dependent proteins: not just for clotting anymore. In: Nutr. Rev. (1997) Band 55 Nr. 7 S. 282–284.

Booth, Sarah L. und Ala Al Rajabi: Determinants of vitamin K status in humans. In: Litwack 2008 S. 1–22.

Braam, L. A., A. P. Hoeks, F. Brouns, K. Hamulyák, M. J. Gerichhausen und C. Vermeer: Beneficial effects of vitamins D and K on the elastic properties of the vessel wall in postmenopausal women: a follow-up study. In: Thromb. Haemost. (2004) Band 91 Nr. 2 S. 373–380.

Bügel, Susanne: Vitamin and Bone Health in Adult Humans. In: Litwack 2008 S. 393–416.

Caluwé, R., S. Vandecasteele, B. Van Vlem, C. Vermeer und A. S. De Vriese: *Vitamin K$_2$ supplementation in haemodialysis patients: a randomized dose-finding study.* In: Nephrol. Dial. Transplant. (Onlline Abstract vom 26.11.2013).

Carmona, Richard H. (U.S. Department of Health and Human Services): Bone Health and Osteoporosis. A Report of the Surgeon Genral. Rockville 2004.

Cranenburg, E. C., L. J. Schurgers und C. Vermeer: Vitamin K: the coagulation vitamin that became omnipotent. Thromb. Haemost. (2007) Band 98 Nr. 1 S. 120–125.

Dam, Henrik: Haemorrhages in chicks reared on artificial diets: A new deficiency disease. Nature 133 (1934) S. 909–910.

Dam, Henrik: The antihaemorrhagic vitamin of the chick. Occurance and chemical nature. In: Nature 135 (1935) S. 652–653.

Drebing, Verena: Ernährungsratgeber Vitamin K. Für stabile Gerinnungswerte: über 700 Lebensmittel im Überblick. Trias-Verlag Stuttgart 2007.

Duello, T. J. und J. T. Matschiner. *Characterization of vitamin K from human liver.* In: J.Nutr. 102 (1972) S. 331–335.

EFSA (European Food Safety Authority): Scientific Opinion on the substantiation of health claims related to vitamin K and maintenance of bone (ID 123, 127, 128, and 2879), blood coagulation (ID 124 and 126), and function of the heart and blood vessels (ID 124, 125 and 2880) pursuant to Article 13(1) of Regulation (EC) No 1924/2006. In: EFSA Journal 2009; 7 (9): 1228 (20 Seiten).

Elmadfa, I., W. Aign, E. Muskat und D. Fritzsche: *Die große GU Nährwert-Kalorien-Tabelle*, München: Gräfe und Unzer, 2003

Emaus, N., N. D. Nguyen, B. Almaas, G. K. Berntsen, J. R. Center, M. Christensen, C. G. Gjesdal, A. S. Grimsgaard, T. V. Nguyen, L. Salomonsen, J. A. Eisman, V. M. Fønnebø: Serum level of under-carboxylated osteocalcin and bone mineral density in early menopausal Norwegian women. In: Eur. J. Nutr. (2011)

Ferland, Guylaine: *The discovery of vitamin K and its clinical applications.* In: Annals of Nutrition & Metabolism Band 61 (2012) S. 213-218.

Ferron, Mathieu, Eiichi Hinoi, Gerard. Karsenty und Patricia Ducy: Osteocalcin differentially regulates beta cell and adipocyte gene expression and affects the development of metabolic diseases in wild-type mice. In: Proc. Natl. Acad. Sci. U S A. (2008) Nr. 105 (13) S. 5266–5270.

Forli, L., J. Bollerslev, S. Simonsen et al.: *Dietary vitamin K2 supplement improves bone status after lung and heart transplantation.* In: Transplantaiotn Band 89 Nr. 4 (2010) S. 458–464.

Garcia, Andrea A. und Pieter H. Reitsma: VKORC1 and the vitamin K cycle. In: Litwack 2008 S. 23–33.

Gast G. C., N. M. de Roos, I. Sluijs, M. L. Bots, J. W. Beulens, J. M. Geleijnse, J. C. Witteman, D. E. Grobbee, P. H. Peeters und Y. T. van der Schouw: *A high menaquinone intake reduces the incidence of coronary heart disease.* In: Nutr. Metab. Cardiovasc. Dis. (2009) Band 19 Nr. 7 S. 504–510.

Geleijnse, Johanna M., Cees Vermeer, Diederick E. Grobbee, Leon J. Schurgers, Marjo H. J. Knapen, Irene M. van der Meer, Albert Hofman und Jacqueline C. M. Witteman: *Dietary Intake of Menaquinone Is Associated with a Reduced Risk of Coronary Heart Disease: The Rotterdam Study.* In: J. Nutr. (2004) Band 134 Nr. 11 S. 3100–3105.

Genco, Robert, Steven Offenbacher and James Beck: Periodontal disease and cardio-vascular disease, Epidemiology and possible mechanisms. In: JADA (2002) Band 133 S. 14S–22S.

Glavind, J.: *On the existence of lipid peroxides in rat tissue.* In: British Journal of Nutrition 1972 Band 27 S. 19–26.

Gong, Xing, Ramana Gutala und Anil K. Jaiswal: Quinone Oxidoreductases and Vitamin K Metabolism. In: Litwack 2008 S. 85–101.

Habu, Daiki, Susumu Shiomi, Akihiro Tamori, Tadashi Takeda, Takashi Tanaka, Shoji Kubo und Shuhei Nishiguchi: *Role of Vitamin K₂ in the Development of Hepato-cellular Carcinoma in Women With Viral Cirrhosis of the Liver.* In: JAMA (2004) Band 292 Nr. 3 S. 358–361.

Hauschka, P. V., J. B. Lian und P. M. Gallop: Direct identification of the calcium-binding amino acid, gamma-carboxyglutamate, in mineralized tissue. In: Proc Natl Acad Sci U S A. 1975 October Band 72 Nr. 10 S. 3925–3929.

Heiss, C., L. M. Hoesel, U. Wehr, S. Wenisch, I. Drosse, V. Alt, C. Meyer, U. Horas, M. Schieker und R. Schnettler: Diagnosis of Osteoporosis with Vitamin K as a New Biochemical Marker. In: Litwack 2008 S. 393–416.

Hinoi, Eiichi, Nan Gao, Dae Young Jung, Vijay Yadav, Tatsuya Yoshizawa, Martin G. Myers Jr., Streamson C. Chua Jr., Jason K. Kim, Klaus H. Kaestner und Gerard Karsenty: *The sympathetic tone mediates leptin's inhibition of insulin secretion by modulating osteocalcin bioactivity.*

Hirao, Makoto, Jun Hashimoto, Wataru Ando, Takeshi Ono und Hideki Yoshikawa: *Response of serum carboxylated and undercarboxylated osteocalcin to alendro-nate monotherapy and combined therapy with vitamin K₂ in postmenopausal women.* In: Journal of Bone and Mineral Metabolism Band 26 Nr. 2 (2008) S. 260–264.

Hodges, Steve J., M. J. Pilkington, Trevor C. B. Stamp, A. Catterall, M. J. Shearer, Lucille Bitensky und Joseph Chayen: *Depressed levels of circulating menaquinones in patients with osteoporotic fractures of the spine and femoral neck.* In: Bone Band 12 (1991) S. 387–389.

Ikeda, Yukihiro, Masayuki Iki, Akemi Morita, Etsuko Kajita, Sadanobu Kagamimori, Yoshiko Kagawa, und Hideo Yoneshima: *Intake of fermented soybeans, natto, is associated with reduced bone loss in postmenopausal women: Japanese popula-tion-based osteoporosis (JPOS) Study.* In: Journal of Nutrition Band 136 Nr. 5 (2006) S. 1323–1328.

Jie, K. S., M. L. Bots, C. Vermeer, J. C. Witteman und D. E. Grobbee: *Vitamin K intake and osteocalcin levels in women with and without aortic atherosclerosis: a popu-lation-based study.* In: Atherosclerosis (1995) Band 116 Nr. 1 S. 117–123.

Jie, K. S., M. L. Bots, C. Vermeer, J. C. Witteman und D. E. Grobbee: *Vitamin K status and bone mass in women with and without aortic atherosclerosis: a population-based study.* In: Calcif. Tissue Int. (1996) Band 59 Nr. 5 S. 352–356.

Iwamoto, J., T. Takeda und Y. Sato: Effects of Vitamin K2 on the development of osteopenia in rats as the model of osteoporosis. In: Yonsei Med. J. (2006) Nr. 47 S. 157–166.

Jono, S., Y. Ikari, C. Vermeer, P. Dissel, K. Hasegawa, A. Shioi, H. Taniwaki, A. Kizu, Y. Nishizawa und S. Saito: Matrix Gla protein is associated with coronary artery calcification as assessed by electron-beam computed tomography. In: Thromb. Haemost. (2004) Band 91 Nr. 4 S. 790–794.

Kaneki, Masao, Stephen J. Hedges, Takayuki Hosoi, Saeko Fujiwara, Anthony Lyons, St. John Crean, Nobuhiko Ishida, Mamoru Nakagawa, Masahiro Takechi, Yoshihisa Sano, Yuzo Mizuno, Shinjiro Hoshino, Mariko Miyao, Satoshi Inoue, Kiyomi Horiki, Masataka Shiraki, Yasuyoshi Ouchi und Hajime Orimo: *Japanese fermented soybean food as the major determinant of the large geographic difference in circulating levels of vitamin K2: possible implications for hip-fracture risk.* In: Nutrition (2001) Band 17 Nr. 4 S. 315–21.

Kidd, Parris M.: Vitamins D and K as pleiotropic nutrients: Clinical importance to the skeletal and cardiovascular systems and preliminary evidence for synergy. In: Alternative Medicine Review Band 15 Nr. 3 (2010) S. 199-222.

Knapen, M. H. J., L. J. Schurgers, und C. Vermeer: *Vitamin K_2 supplementation improves hip bone geometry and bone strength indices in postmenopausal women.* In: Osteoporos. Int. (2007) Band 18 Nr. 7 S. 963–972.

Knapen, M. H. J., N. E. Drummen, E. Smit, C. Vermeer und E. Theuwissen: Three-year low-dose menaquinone supplementation helps decrease bone loss in healthy postmenopausal women. In: Osteopor. Int. (2013), Online Publikation vom 23. März 2013.

Lee, Na Kyung, Hideaki Sowa, Eiichi Hinoi, Mathieu Ferron, Jong Deok Ahn, Cyrille Confavreux, Romain Dacquin, Patrick J. Mee, Marc D. McKee, Dae Young Jung, Zhiyou Zhang, Jason K. Kim, Franck Mauvais-Jarvis, Patricia Ducy and Gerard Karsenty: *Endocrine Regulation of Energy Metabolism by the Skeleton.* In: Cell Band 130 S. 456–469 (2007)

Litwack, Gerald (Hrsg.): Vitamins and Hormons Band 78: Vitmain K. Elsevier Inc. 2008.

Luo G., P. Ducy, M. D. McKee, G. J. Pinero, E. Loyer, R. R. Behringer und G. Karsenty. *Spontaneous calcification of arteries and cartilage in mice lacking matrix GLA protein.* In: Nature Band 385 (1997) S. 78–81.

Manoury, E., K. Jourdon, P. Boyaval und P. Fourcassié: *Quantitative measurement of vitamin K_2 (menaquinones) in various fermented dairy products using a reliable high-performance liquid chromatography method.* In: J. Dairy Sci. Band 96 Nr. 3 (2013) S. 1335-1346.

Masterjohn, C.: *On the trail of the elusive X-factor: a sixty-two-year-old mystery finally solved.* In: Wise Traditions 2009 Band 8 Nr. 1 S. 14–32.

McCann, Joyce C und Bruce N. Ames: *Vitamin K, an example of triage theory: is micronutrient inadequacy linked to diseases of aging?* In: Am. J. Clin. Nutr. (2009) Band 90 S. 889–907.

McKee, R. W., S. B. Binkley, Sidney A. Thayer, D. W. MacCorquodale and Edward A. Doisy: *The isolation of vitamin K_2.* In: J. Biol. Chem. Band 131 (1939) S. 327-344.

Mellanby, M. und C. L. Pattison: Remarks on the influence of a cereal free diet rich in vitamin D and calcium on dental caries in children. Br. Med. J. (1932) Band 1 (3715) S. 507–510.

Mizuta, Toshihiko und Iwata Ozaki: Hepatocellular Carcinoma and Vitamin K. In: Litwack 2008 S. 435–442.

Munroe, P. B., R. O. Olgunturk, J. P. Fryns, L. Van Maldergem, F. Ziereisen, B. Yuksel, R. M. Gardiner und E. Chung: *Mutations in the gene encoding the human matrix Gla protein cause Keutel syndrome.* In: Nat. Genet. Band 21 (1) (1999) S. 142–144.

Nimptsch, K, S. Rohrmann, A. Nieters und J. Linseisen: Serum undercarboxylated osteocalcin as biomarker of vitamin K intake and risk of prostate cancer: a nested case-control study in the Heidelberg cohort of the European prospective investigation into cancer and nutrition. In: Cancer Epidemiol Biomarkers Prev. 2009 Band 18 Nr. 1 S. 49–56.

Nimptsch, Katharina, Sabine Rohrmann, Rudolf Kaaks und Jakob Linseisen: Dietary vitamin K intake in relation to cancer incidence and mortality: results from the Heidelberg cohort of the European Prospective Investigation into Cancer and Nutrition (EPIC-Heidelberg). In: J. Clin. Nutr. (2010) Band 91 S. 1348–1358.

Oldenburg, Johannes, Milka Marinova, Clemens Müller-Reible und Matthias Watzka: The vitamin K cycle. In: Litwack 2008 S. 35–62.

Orimo, Hajime, Yumi Yaegashi, Toshiyuki Onoda, Yasumasa Fukushima, Takayuki Hosoi und Kiyomi Sakata: Hip fracture incidence in Japan: estimates of new patients in 2007 and 20-year trends. In: Arch Osteoporos. 2009.

Oury F., G. Sumara, O. Sumara, M. Ferron, H. Chang, C. E. Smith, L. Hermo, S. Suarez, B. L. Roth, P. Ducy und G. Karsenty: Endocrine regulation of male fertility by the skeleton. In: Cell. (2011) Band 144 (5) S. 796–809.

Bandyopadhyay, Pradip K.: Vitamin K-Dependent -Glutamylcarboxylation: An Ancient Posttranslational Modification: In: Litwack 2008 S. 157–184.

Pies, Josef: *Milch – aber natürlich! So gesund ist naturbelassene Milch,* Kirchzarten: VAK, 2005.

Pies, Josef: *Die Açaí-Frucht. Das Vitalstoffpaket aus dem Tropenwald – Besonders reich an Antioxidanzien, Ballaststoffen und gesunden Fettsäuren,* Kirchzarten: VAK, 2008.

Pies, Josef: *Sacha Inchi – Das Omega-3-Öl aus der Inka-Nuss,* Kirchzarten: VAK, 2010.

Pies, Josef und Uwe Reinelt: *Kolloidales Silber. Das große Gesundheitsbuch für Mensch, Tier und Pflanze,* Kirchzarten: VAK 2013.

Pies, Josef: *Immun mit kolloidalem Silber,* Kirchzarten: VAK 2012

Price, Weston Andrew: *Nutrition and Physical Degeneration. A Comparison of Primitive and Modern Diets and Their Effects.* Benediction Classics – Oxford 2010 (Nachdruck von 1938).

Price, Weston Andrew: *Nutrition and Physical Degeneration.* Price-Pottenger Nutrition Foundation – Broadway – 20. Aufl. 2011 (Nachdruck von 1945).

Price, P. A., M. R. Urist und Y. Otawara: Matrix Gla protein, a new gamma-carboxyglutamic acid-containing protein which is associated with the organic matrix of bone. In: Biochem. Biophys. Res. Commun. (1983) Band 117 Nr. 3 S. 765–771.

Ralph W. McKee, S. B. Binkley, D. W. MacCorquodale, Sidney A. Thayer und Edward A. Doisy: The isolation of vitamins K1 and K2. In: Journal of the American Chemical Society 61 (1939) S. 1295.

Reid, Ian R.: Cardiovascular effects of calcium supplements. In: Nutriens Band 5 (2013) S. 2522-2529.

Reid, Ian R., Mark J. Bolland und Andrew Grey: Does calcium supplementation increase cardiovascular risk. In: Clinical Endocrinology Band 73 (2010) S. 689-695.

Rhéaume-Bleu, Kate: Vitamin K2 and the Calcium Paradox. How a Little-Known Vitamin Could Save Your Life. Wiley, Canada 2012.

Ruei-Lin Hsu, Kung-Ta Lee, Jung-Hao Wang, Lily Y.-L. Lee and Rita P.-Y. Chen: Amyloid-degrading ability of nattokinase from Bacillus *subtilis* natto. In: Journal of Agricultural and Food Chemistry Band 57 Nr. 2 (2009) S. 503–508.

Schlieper, Georg, Ralf Westenfeld, Thilo Krüger, Ellen C. Cranenburg, Elke J. Magdeleyns, Vincent M. Brandenburg, Zivka Djuric, Tatjana Damjanovic, Markus Ketteler, Cees Vermeer, Nada Dimkovic, Jürgen Floege und Leon J. Schurgers: *Circulating non-phosphorylated carboxylated matrix gla protein predicts survival in ESRD.* In: J. Am. Soc. Nephrol. (2011) Band 22 Nr. 2 S. 387–395.

Schurgers L. J. und C. Vermeer: Differential lipoprotein transport pathways of K-vitamins in healthy subjects. In: Biochim. Biophys. Acta (2002) Band 1570 Nr. 1 S. 27–32.

Schurgers, Leon J., Henri M. H. Spronk, Berry A. M. Soute, Paul M. Schiffers, Jo G. R. DeMey und Cees Vermeer: Regression of warfarin-induced medial elasto-calcinosis by high intake of vitamin K in rats. In: Blood (2007a) Band 109 Nr. 7 S. 2823–2831.

Schurgers, Leon J., Kirsten J. F. Teunissen, Karly Hamulyák, Marjo H. J. Knapen, Hogne Vik und Cees Vermeer: Vitamin K-containing dietary supplements: comparison of synthetic vitamin K1 and natto-derived menaquinone-7. In: Blood (2007b) Band 109 Nr. 8 S. 3279–3283.

Schurgers, L.J., E. C. Cranenburg, C. Vermeer: Matrix Gla-protein: the calcification inhibitor in need of vitamin K. In: Thromb. Haemost. (2008) Band 100 Nr. 4 S. 593–603.

Schurgers, Leon J., Daniela V. Barreto, Fellype C. Barreto, Sophie Liabeuf, Cédric Renard, Elke J. Magdeleyns, Cees Vermeer, Gabriel Choukroun und Ziad A. Massy: *The Circulating Inactive Form of Matrix Gla Protein Is a Surrogate Marker for Vascular Calcification in Chronic Kidney Disease: A Preliminary Report.* In: Clin. J. Am. Soc. Nephrol. (2010) Band 5 S. 568–575.

Shearer, M. J. und P. Newman: *Metabolism and cell biology of vitamin K*. In: Thromb. Haemost. (2008) Band 100 (4) S. 530–547.

Shibayama-Imazu, Toshiko, Toshihiro Aiuchi und Kazuyasu Nakaya: Vitamin K2-Mediated Apoptosis in Cancer Cells: Role of Mitochondrial Potential. In: Litwack 2008 S. 157–184.

Shurtleff, William und Akiko Aoyagi: History of Natto and Its Relatives. History of Soybeans and Soyfoods: 1100 B.C to the 1980s, Soyinfo Center, 2007; www.soyinfocenter.com.

Shurtleff, William und Akiko Aoyagi: History of Miso, Soybean Jiang (China), Jang (Korea), and Tauco / Taotjo (Indonesia) (200 B.C. to 2009). 2009; www.soyinfocenter.com.

Spitzer, Volker und Nicole Spitzer: Super-Vitamin D. Rundumschutz vor den Krankheiten unserer Zeit: Krebs, Diabetes, Herzkrankheiten, Osteoporose u.v.a.m. VAK 2009.

Spronk H. M, B. A, Soute, L. J. Schurgers, H. H. Thijssen, J. G. De Mey und C. Vermeer: Tissue-specific utilization of menaquinone-4 results in the prevention of arterial calcification in warfarin-treated rats. In: J. Vasc. Res. (2003) Band 40 Nr. 6 S. 531–537.

Suttie, John Weston: Vitamin K in Health and Diesase. CRC Press. Taylor & Francis Group. USA 2009.

Thayer, Sidney A., Ralph W. McKee, S. B. Binkley, D. W. MacCorquodale und Edward A. Doisy: The assay of vitamins K1 and K2. In: Proceedings of the Society of Experimental Biological Medicine 19 (1939) S. 194–197.

Theuwissen, E., K. J. Teunissen, H. M. Spronk, K. Hamulyák, H. Ten Cate, M. J. Shearer, C. Vermeer und L. J. Schurgers: *Effect of low-dose supplements of menaquinone-7 (vitamin K2) on the stability of oral anticoagulant treatment: dose-response relationship in healthy volunteers*. In: J. Thromb. Haemost. Band 11 Nr. 6 (2013) S. 1085-1092.

Thijssen, H.H.W. und M. J. Drittij-Reijnders: Vitamin K distribution in rat tissues: dietary phylloquinone is a source of tissue menaquinone-4. *Br J Nutr* 1994; 72: 415–425.

Til, Jian-Ke und Darrel W. Stafford: Structure and Function of Vitamin K Epoxide Reductase. In: Litwack 2008 S. 103–130.

Troy, Lisa M., Paul F. Jacques, Marian T. Hannan, Douglas P. Kiel, Alice H. Lichtenstein, Eileen T. Kennedy und Sarah L. Booth: Dihydrophylloquinone intake is associated with low bone mineral density in men and women. In: Am. J. Clin. Nutr. (2007) Band 86 Nr. 2 S. 504–508.

Truong, Jennifer T. und Sarah L. Booth: Emerging Issues in Vitamin K Research. In: Journal of Evidence-Based Complementary & Alternative Medicine (2011) Band 16 Nr. 1 S. 73–79.

Tsukamoto, Y., H. Ichise, H. Kakuda und M. Yamaguchi: Intake of fermented soybean (natto) increases circulating vitamin K2 (menaquinone-7) and gamma-carboxylated osteocalcin concentration in normal individuals. In: Journal of Bone Mineral Metabolism Band 18 Nr. 4 (2000) S. 216–222.

Tsuchida, A., T. Itoi, K. Kasuya, Y. Nagakawa, M. Suzuki, T. Ikeda, Y. Suzuki, T. Aoki und K. Miyazawa: Chemoprevention of chemically-induced biliary carcinogenesis in hamsters by vitamin K2. In: Hepatogastroenterology (2011) Band 58 Nr. 106 S. 290–297.

Wakabayashi, H., K. Onodera, S. Yamato und K. Shimada: Simultaneous determination of vitamin K analogs in human serum by sensitive and selective high-performance liquid chromatography with electrochemical detection. In: Nutrition 19 (2003) S. 661–665.

Willstätter, Richard und Rik Majima: *Über die quantitative Bestimmung der Chinone.* In Berichte der deutschen chemischen Gesellschaft Band 43 (1910) S. 1171–1175.

Vestergaard, P. Charles, A. P. Hermann, C. Brot, P. Eiken und L. Mosekilde: No effect of vitamin K1 intake on bone mineral density and fracture risk in postmenopausal women. In: Osteoporosis Int. (2006) Band 17 S. 1122–1132.

Yaegashi, Yumi, Toshiyuki Onoda, Kozo Tanno, Toru Kuribayashi, Kiyomi Sakata und Hajime Orimo: *Association of hip fracture and intake of calcium, magnesium, vitamin D, and vitamin K.* In: European Journal of Epidemiology Band 23 Nr. 3 (2008) S. 219–225.

Yamaguchi, M.: Regulatory mechanism of food factors in bone metabolism and prevention of osteoporosis. Yakugaku Zasski Band 126 S. 1117–1137.

Yanagisawa, Yasuhide und Hiroyuki Sumi: Natto bacillus contains a large amount of water-soluble Vitamin K (Menaquinone-7). In: Journal of Food and Biochemistry Band 29 Nr. 3, Juni 2005 S. 267–277

Zimmermann, Michael, Hugo Schurgast und Uli P. Burgerstein: *Burgersteins Handbuch Nährstoffe,* Stuttgart: Haug-Verlag, 2002.

Zum Schluss

Verlag und Autor hoffen, das Thema Vitamin K_2 ausgewogen und verständlich erörtert zu haben. Da aktuell weltweit mehrere wissenschaftliche Arbeitsgruppen intensiv an der Beantwortung verschiedener Fragestellungen zu diesem erst kürzlich ins allgemeine Bewusstsein gerückten Vitamin forschen, ist in naher Zukunft mit vielen weiteren Veröffentlichungen zu rechnen. Der ständig wachsende Erkenntnisgewinn bringt es mit sich, dass heutige Erkenntnisse schon morgen überholt sein können. Trotzdem bietet dieser Ratgeber eine solide Basis für das Verständnis von Vitamin K_2 und seine lebenswichtigen Funktionen bei diversen physiologischen Prozessen. Das sind insbesondere Knochen-, Zahn- und Gefäßgesundheit, aber auch viele weitere, noch wenig erforschte Krankheiten.

Wir danken allen, die das Projekt unterstützt haben und freuen uns über kritische und konstruktive Rückmeldungen von Leserinnen und Lesern. Schreiben Sie einfach an:

VAK Verlags GmbH
Stichwort „Vitamin K2"
Eschbachstraße 5
79199 Kirchzarten
Deutschland
Fax: +49 (0) 7661 / 9871-99
E-Mail: info@vakverlag.de

Bezugsquellen für Vitamin-K_2-haltige Nahrungsergänzungsmittel bekommen Sie ebenfalls auf Anfrage vom Verlag genannt.

Über den Autor

Der Naturwissenschaftler Dr. Josef Pies studierte Biologie und promovierte in dem Fach Zytologie (Zellbiologie).

Er arbeitet seit mehr als drei Jahrzehnten im Gesundheitssektor und hat sich ein umfassendes medizinisches Wissen angeeignet. Neben der schulmedizinischen Behandlung von Krankheiten interessieren ihn vor allem auch alternative Ansätze.

Als Medizinschriftsteller hat Josef Pies bereits mehr als ein Dutzend Bücher und zahlreiche Einzelbeiträge zu speziellen medizinischen und medizinhistorischen Themen veröffentlicht, die teilweise in mehrere Sprachen übersetzt wurden. Auch ist er aus Fernseh- und Radiointerviews sowie als Referent bekannt. Darüber hinaus stammen Drehbücher zu Informationsfilmen für Ärzte und Patienten aus seiner Feder.

Bei VAK sind bereits zahlreiche Titel von Dr. Pies erschienen. Informationen hierzu entnehmen Sie bitte dem Verlagsprogramm, das Sie kostenlos bei VAK anfordern können.

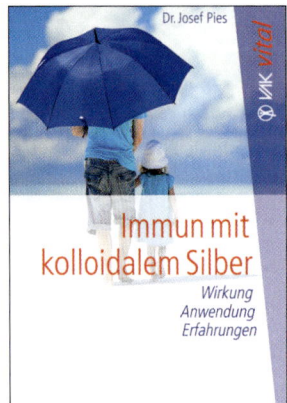

Dr. Josef Pies:
Immun mit kolloidalem Silber
Wirktung, Anwendung, Erfahrungen

Leseprobe: www.vakverlag.de

Bis zum Beginn des 20. Jahrhunderts hatte kolloidales (besonders fein verteiltes) Silber eine große Bedeutung in der Medizin, denn bei Infektionen war und ist es eine echte Alternative zu Antibiotika. Nicht umsonst wird es auch als „Krankenhaus fürs Reisegepäck" und als „zweites Immunsystem" bezeichnet.
Dieser Ratgeber zeigt Wirkungen und Anwendungsmöglichkeiten des universellen Heilmittels auf. Mit zahlreichen Erfahrungsberichten und einem Extrateil zu häufig gestellten Fragen.
Aktualisierte und um 40 Seiten erweiterte Neuausgabe.

128 Seiten, 20 Abbildungen, vierfarbig, Paperback (15 x 21,5 cm)
Reihe VAK VITAL: ISBN 978-3-86731-117-5

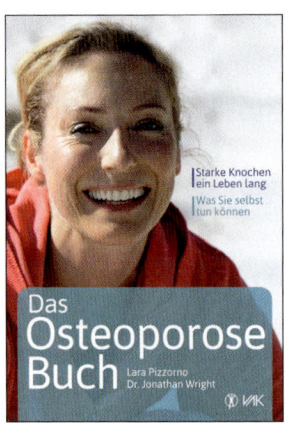

Lara Pizzorno, Dr. Jonathan Wright:
Das Osteoporose Buch
Starke Knochen ein Leben lang – Was Sie selbst tun können

Leseprobe: www.vakverlag.de

Nach den Wechseljahren erleidet jede dritte Frau einen durch Osteoporose bedingten Knochenbruch. Männer erkranken in der Regel zehn Jahre später. Die Autorin – selbst bereits in jungen Jahren an Osteoporose erkrankt – zeigt detailliert auf, wie wir rechtzeitig vorbeugen und bei fortgeschrittener Osteoporose zu einem gesunden Knochenaufbau beitragen können: Neben der richtigen Ernährung und der Einnahme wichtiger Nährstoffe bietet der fundierte Ratgeber zahlreiche Bewegungsübungen. Das Buch widmet sich auch der Therapie mit bioidentischen Hormonen: Sie spielt eine Schlüsselrolle bei der Bekämpfung von Osteoporose. Das umfassendste Buch zum Thema!

368 Seiten, 16 Fotos, 7 Grafiken, 17 Tabellen, Paperback (15 x 21,5 cm)
ISBN 978-3-86731-140-3

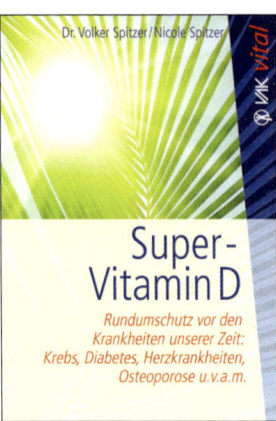

Dr. Volker Spitzer, Nicole Spitzer:
Super Vitamin D
Rundumschutz vor den Krankheiten unserer Zeit

Leseprobe: www.vakverlag.de

Bislang wurde Vitamin D hauptsächlich verabreicht, um Kinder vor Rachitis und Erwachsene vor Osteoporose zu schützen. Aktuelle Studien belegen jedoch, dass Vitamin D nicht nur Krankheiten vorbeugt, z. B. Krebs, Herzinfarkt und Diabetes, sondern diese auch heilen kann. Doch unsere Versorgung mit Vitamin D ist Besorgnis erregend: Mehr als die Hälfte aller Deutschen hat einen Vitamin-D-Mangel; bei den über 65-Jährigen sind es sogar 75 %. Dieser Ratgeber liefert Ihnen praktische Strategien für eine gesundheitsfördernde Vitamin-D-Versorgung.

128 Seiten, 15 Fotos, Paperback (15 x 21,5 cm)
Reihe VAK VITAL: ISBN 978-3-86731-053-6

Abonnieren Sie unseren Newsletter (gratis): www.vakverlag.de